U0348023

肠道疑难病例多学科讨论

（第一辑）

主编：曹晓沧　　顾于蓓　　李　玥

梁　洁　　沈　骏　　田　丰

ZHEJIANG UNIVERSITY PRESS
浙江大学出版社
·杭州·

图书在版编目（CIP）数据

肠道疑难病例多学科讨论. 第一辑 / 曹晓沧等主编
. 一杭州：浙江大学出版社，2022.9
　　ISBN 978-7-308-22776-6

　　Ⅰ. ①肠… Ⅱ. ①曹… Ⅲ. ①肠疾病－疑难病－病案
－分析 Ⅳ. ①R574

　　中国版本图书馆CIP数据核字（2022）第110131号

肠道疑难病例多学科讨论（第一辑）

主编　曹晓沧　顾于蓓　李　玥
　　　梁　洁　沈　骏　田　丰

责任编辑　张　鸽（zgzup@zju.edu.cn）　伍秀芳
责任校对　季　峥
封面设计　续设计-黄晓意
出版发行　浙江大学出版社
　　　　　（杭州市天目山路148号　邮政编码　310007）
　　　　　（网址：http://www.zjupress.com）
排　　版　杭州林智广告有限公司
印　　刷　浙江省邮电印刷股份有限公司
开　　本　787mm×1092mm　1/16
印　　张　14.75
字　　数　256千
版 印 次　2022年9月第1版　2022年9月第1次印刷
书　　号　ISBN 978-7-308-22776-6
定　　价　198.00元

《肠道疑难病例多学科讨论（第一辑）》
编委会

主　编（按姓名拼音排序）：

曹晓沧　天津医科大学总医院

顾于蓓　上海交通大学医学院附属瑞金医院

李　玥　北京协和医院

梁　洁　空军军医大学附属西京医院

沈　骏　上海交通大学医学院附属仁济医院

田　丰　中国医科大学附属盛京医院

副主编（按姓名拼音排序）：

李　卉　中国医科大学附属盛京医院

刘　刚　天津医科大学总医院

刘真真　西安市人民医院（西安市第四医院）

徐　蕙　北京协和医院

编　委（按姓名拼音排序）：

曹晓沧　天津医科大学总医院消化内科

陈　玲　空军军医大学附属西京医院病理科

陈　憩　上海交通大学医学院附属瑞金医院放射科

崔香安　山东大学齐鲁医院（青岛）

崔　喆　上海交通大学医学院附属仁济医院普外科

冯　琦　上海交通大学医学院附属仁济医院放射科

高玉颖　中国医科大学附属盛京医院放射科

顾于蓓　上海交通大学医学院附属瑞金医院消化内科

何子锐　上海交通大学医学院附属瑞金医院胃肠外科

蒋咏梅　上海交通大学医学院附属瑞金医院临床营养科

李　卉　中国医科大学附属盛京医院消化内科

李　玥　北京协和医院消化内科

梁　洁　空军军医大学附属西京医院消化内科

刘　刚　天津医科大学总医院普外科

刘　欢　空军军医大学附属西京医院消化内科

刘　炜　北京协和医院放射科

刘真真　西安市人民医院（西安市第四医院）消化内科

乔宇琪　上海交通大学医学院附属仁济医院消化内科

沈　骏　上海交通大学医学院附属仁济医院消化内科

施咏梅　上海交通大学医学院附属瑞金医院临床营养科

石钰洁　北京协和医学院

时艳婷　空军军医大学附属西京医院消化内科

舒　红　中国医科大学附属盛京医院病理科

宋　慧　沧州市中心医院消化内科

宋文静　天津医科大学总医院病理科

宋　岩　天津医科大学总医院消化内科

孙冬梅　威海市市立二院消化内科

孙莉娟　青岛大学附属医院消化内科

孙曦羽　北京协和医院基本外科

唐永华　上海交通大学医学院附属瑞金医院放射科

田　丰　中国医科大学附属盛京医院消化内科

王　强　北京协和医院消化内科

王天蓉　上海交通大学医学院附属仁济医院消化内科

王　婷　上海交通大学医学院附属瑞金医院病理科

解　莹　中国医科大学附属盛京医院消化内科

徐　蕙　北京协和医院消化内科

徐锡涛　上海交通大学医学院附属仁济医院消化内科

徐　昕　天津医科大学总医院消化内科

许　冰　西北大学医学院

俞清翔　天津医科大学总医院消化内科

羽　思　北京协和医学院

张　晨　上海交通大学医学院附属瑞金医院消化科

张　宏　中国医科大学附属盛京医院结直肠外科

张天宇　上海交通大学医学院附属瑞金医院消化科

张亚杰　中国医科大学附属盛京医院消化内科

张玉洁　西安医学院基础医学部组织学与胚胎学教研室

赵宏亮　空军军医大学附属西京医院放射科

赵　新　天津医科大学总医院影像科

赵雪松　上海交通大学医学院附属瑞金医院放射科

周林妍　中国医科大学附属盛京医院消化内科

周青杨　北京协和医学院

周炜洵　北京协和医院病理科

朱庆莉　北京协和医院超声科

学术秘书:

时艳婷　空军军医大学附属西京医院

序

　　近 20 年来，我国肠道疾病的发病率和患病率呈逐年上升的态势。随着工业化、城市化进程的不断推进，我国人口结构、人们的生活方式和饮食习惯发生了很大改变，肠道疾病谱也发生了诸多改变。因此，消化系统领域的专家学者对不同类型肠道疾病的临床诊断、鉴别诊断和治疗也越来越重视。由于我国人口基数大，消化系统疾病患者数量庞大，使得医疗行业面临独特的挑战。一方面，专科医生对肠道疑难疾病的复杂性认识不足，难以获得整体观、全局观，仅仅给予患者专科的诊断和治疗是不够的，因此在推动早期诊断和按照循证医学的原则进行治疗的临床策略中催生了多学科诊疗；另一方面，尽管新药不断研发面世，全球范围内肠道疾病的治疗策略选择不断增多，但是长期治疗也使得肠道疾病消耗的医疗资源持续上升，而我国医疗资源有限，因此迫切需要优化治疗策略，特别是要考虑降低诊疗不完善和医疗资源不合理使用的风险。

　　中国医科大学附属盛京医院消化内科早在多年前就建立了完善的多学科诊疗模式。在严谨的多学科诊疗模式下，放射、病理、外科、营养等多学科专家可以在第一时间综合分析患者病情，明确诊断并确定治疗方向，从而选择合理的治疗方案，避免误诊，最终提高了诊疗效率和医疗质量。这也是盛京医院消化内科的临床基础。

　　此次，由盛京医院消化内科田丰主任与国内数家知名医院的专家共同编写的《肠道疑难病例多学科讨论（第一辑）》《肠道疑难病例多学科讨论（第二辑）》，直面我国在疑难肠病诊疗中遇到的挑战。其共同主编均是从事肠道疾病临床和研究工作多年的一线专家，编委包括来自北京协和医院、空军军医大学附属西京医院、上海交通大学医学院附属仁济医院、上海交通大学医学院附属瑞金医院、天津医科大学总医院、中国医科大学附属盛京医院的优秀团队。这些团队均拥有各自完善的多学科诊疗模式，可以为全国同行提供参考，也保证了该系列图书的学术水平和质量。

　　本人有幸先睹书稿。纵观全书，其由多学科专家围绕某特定病例，按照疾病的时间线对肠道疑难病例进行了系统的多学科讨论，抽丝剥茧、条理清晰、行文流畅、文笔连贯，并结合翔实的图片资料，让人耳目一新。各团队在综合各学科意见的基础上，为患者制定了最佳的诊断和治疗方案，也为临床提供了较系统的肠道疑难疾病实战经验。从学术性、实用性和可读性来看，该系列图书内容有助于解决临床工作中的实际问题，是一本很好的临床参考书。

　　我欣然执笔作序，并深信该系列图书的问世必将受到广大医学工作者的欢迎。

中国医科大学附属盛京医院 院长

目录 CONTENTS

Case 1

SLCO2A1 基因相关慢性肠病病例多学科讨论

消化科病史汇报

患者，男性，27岁，因"皮肤变硬，指（趾）端肥大6年，脓血便2年"于2018年8月28日入院。

2012年，患者因颜面部皮肤变硬、增厚伴有褶皱，四肢指（趾）端肥大，至外院就诊。X线提示骨皮质增厚，边缘毛糙，骨密度弥漫增高，外院诊断为厚皮性骨膜病，未予以特殊治疗。2016年开始出现腹泻，2～3次/天，有脓血便。2017年6月行结肠镜：乙状结肠多处不规则表浅溃疡，有大量脓性渗出物附着，部分黏膜可见渗血，诊断为"溃疡性结肠炎"。2017年7月，患者黏液脓血便加重，10～20次/天，伴左下腹痛、发热，予以左氧氟沙星抗感染2周，同时加用肠道益生菌及美沙拉秦治疗，症状改善，大便4～5次/天，仍含黏液脓血。半年后，自行停用美沙拉秦。2018年8月至北京协和医院就诊。查血常规：WBC $7.96×10^9$/L，NEUT % 66.1 %，HGB 96g/L，PLT $529×10^9$/L；尿常规正常；粪便常规（－），OB（＋）；肝肾功能基本正常；hsCRP 28.48mg/L，ESR 55mm/h；粪便找寄生虫、苏丹Ⅲ染色、难辨梭菌毒素测定、细菌培养、抗酸染色均为（－）；血T-SPOT.TB、CMV-DNA、EBV-DNA（－）；炎症性肠病抗体谱：IF-ANCA（＋）P1∶10，APAB-IgA（＋）1∶20；T-25OHD 6.6ng/mL，骨钙素、甲状腺功能、甲状旁腺素正常。腹盆增强CT＋小肠重建（见图1-1）：

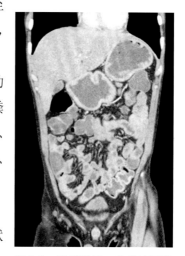

图1-1　胃壁增厚，乙状结肠壁增厚伴异常强化

1

胃壁弥漫增厚、皱襞粗大；乙状结肠及直肠黏膜面强化稍增高；胸腰椎骨质增生；胸腰椎、骨盆及股骨密度弥漫性增高，股骨皮质增厚。膝关节MRI：双膝关节组成骨骨膜增厚，髓腔内异常信号。胃镜（见图1-2）：胃底体黏膜皱襞粗大，十二指肠球及降部黏膜相对粗大，Hp-RUT（－）；活检病理：胃黏膜腺体密集、扩张。结肠镜（见图1-3）：降结肠、乙状结肠及直肠弥漫性充血水肿，血管纹理消失，散在多发糜烂灶，黏膜表面覆大量白色分泌物；活检病理：结肠黏膜显急性及慢性炎症，隐窝结构紊乱，可见隐窝炎及隐窝脓肿。基因检测：SLCO2A1基因纯合突变（c.929A＞G）。患者既往史无特殊，父母非近亲结婚，家族中无类似疾病患者。查体：头面部皮肤增厚（见图1-4），呈褶皱状，杵状指（见图1-5），心肺查体无殊，腹平软，全腹无压痛、反跳痛，肠鸣音4次/分钟，双下肢无水肿。诊断考虑溃疡性结肠炎（左半结肠型，慢性复发型，中度活动），胃黏膜病变，原发性肥厚性骨关节病。予以美沙拉秦1g qid口服，辅以益生菌调节肠道菌群，联合氢化可的松200mg/d局部灌肠2周。患者便次减少至1～2次/天，黄色糊状便，伴少量黏液，里急后重缓解。

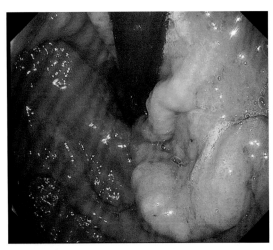

图1-2 胃镜见胃底体黏膜皱襞粗大

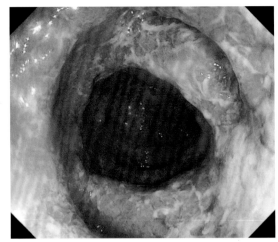

图1-3 结肠镜见降结肠、乙状结肠及直肠弥漫性充血水肿，血管纹理消失，散在多发糜烂灶，黏膜表面覆大量白色分泌物

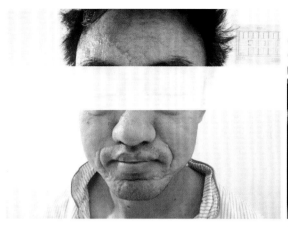
图 1-4　头面部皮肤增厚

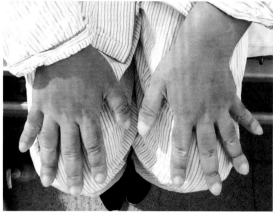
图 1-5　杵状指

消化科意见

　　该患者为青年男性，慢性病程。以皮肤变硬、指（趾）端肥大为早期表现，结合影像学所见的骨膜增厚，基因检测明确存在 SLCO2A1 基因纯合突变，诊断原发性肥厚性骨关节病 2 型（autosomal recessive primary hypertrophic osteoarthropathy-2，PHOAR2）明确。同时，患者存在明确的胃肠道受累，表现为胃黏膜皱襞增厚、结肠炎症性改变，需考虑 SLCO2A1 基因相关慢性肠病（chronic enteropathy associated with SLCO2A1 gene，CEAS）的可能。CEAS 是近年来逐渐被认识的一类遗传性疾病，可累及除食管以外的胃肠道各个部位，以回肠受累最为常见，表现为胃肠道溃疡、肠道狭窄，以及与此相关的贫血、低白蛋白血症、肠梗阻等症状。CEAS 与原发性肥厚性骨关节病（primary hypertrophic osteoarthropathy，PHO）是 SLCO2A1 基因突变相关的两种不同表型，临床表现可以交织存在。文献报道，CEAS 患者存在皮肤增厚、杵状指或骨膜增厚表现的比例为 30%，而 PHOAR2 患者存在胃肠道受累表现的比例高达 36.1%。迄今为止，尚未见表现为溃疡性结肠炎特征的 CEAS 报道。该患者临床症状及肠道病变特点均符合溃疡性结肠炎的特征，其结肠病变与 SLCO2A1 基因突变的相关性仍有待进一步确认。

病理科意见

CEAS可累及胃、小肠及结肠，表现为黏膜糜烂、溃疡、狭窄等，但内镜活检的组织病理形态学不具有特征性表现。既往有CEAS患者手术切除部分肠道，小肠病理可见边界清楚的浅溃疡，主要位于黏膜及黏膜下层，可见肉芽组织和纤维增生，溃疡周围的黏膜相对正常，肌层和浆膜层均完好，形态与隐源性多灶性溃疡性狭窄性小肠炎（cryptogenic multifocal ulcerous stenosing enteritis，CMUSE）的组织病理特点一致。该患者胃黏膜活检及结肠黏膜活检结果对该病的诊断无特异性提示，结肠镜活检病理结果符合溃疡性结肠炎慢性炎症和急性炎症并存的特点。

影像科意见

该患者起病早期即有指端肥大、皮肤增厚的表现，X线检查提示四肢长骨骨皮质增厚、骨膜增生，CT检查见胸腰椎、骨盆及股骨密度弥漫性增高，股骨皮质增厚，MRI提示膝关节组成各骨骨膜增厚，均符合PHO的表现。但PHO累及胃肠道或CEAS在影像学的表现并不特异，CT可见胃壁增厚、小肠及结肠多节段肠壁增厚、狭窄等，部分伴有肠梗阻及肠系膜淋巴结肿大，需与炎症性肠病、CMUSE等疾病进行鉴别。

内分泌科意见

原发性肥厚性骨关节病（PHO）是一种罕见的单基因遗传病，为常染色体隐性遗传，主要临床特点包括皮肤增厚、杵状指和骨膜增厚。PHO分为PHOAR1型和PHOAR2型。其中，PHOAR1型是由编码前列腺素降解酶的15-HPGD突变所致的，PHOAR2型是由SLCO2A1突变所致的，这两种基因突变均与前列腺素E_2（PGE_2）代谢相关。PGE_2水平升高可促进骨形成和骨修复，促进角质细胞增殖，油脂腺、汗腺肥大，导致PHO相应的组织病理学改变。PHO诊断的主要标准包括杵状指、皮肤增厚、骨膜增生等。PHOAR2相对于PHOAR1皮肤增厚的表现会更为突出，也更容易出现胃肠道症状以及贫血、骨髓纤维化等。该基因突变导致胃肠道受累的机制尚不清楚。治疗方面，COX-2 抑制剂依托考昔治疗 PHO 的效果显著，可使血及尿中 PGE_2 水平下降，有效控制关节肿痛，对杵状指、皮肤增厚等均有缓解作用，总体安全性较好。但对于合并严重胃肠道病变者，COX-2 抑制剂的胃肠道副作用不仅限制了其应用，而且对部分患者的治疗效果不佳。

最终诊断

SLCO2A1 基因相关慢性肠病胃受累。

原发性肥厚性骨关节病 2 型。

溃疡性结肠炎（E2，慢性复发型，中度活动）。

后续随访

该患者出院后继续接受美沙拉秦口服以及氢化可的松灌肠，大便 1 次/日，无脓血；1 个月后停用氢化可的松灌肠，美沙拉秦逐渐减量至 1.5g/d 维持。

2021 年 7 月电话随访，患者症状稳定，皮肤表现大致同前。

总　结

2015 年，日本学者 Umeno 等首先报道了慢性非特异性多发性溃疡性小肠病（chronic nonspecific multiple ulcer of the small intestine，CNSU）患者存在 SLCO2A1 基因突变，并将这类肠病命名为 SLCO2A1 基因相关慢性肠病（CEAS）。近年来，随着对 CEAS 的认识深入，国内及国外报道的该类疾病日趋增多，既往一部分临床诊断为克罗恩病（Crohn's disease，CD）或 CMUSE 的患者，在进行基因检测后确定诊断是 CEAS。CEAS 的消化道表现、影像学特征及病理表现的特异性不明显，临床上与炎症性肠病、CMUSE、NSAID 相关肠病等鉴别存在一定困难。如患者存在皮肤增厚、骨膜增生等表现，则有助于 CEAS 的诊断。CEAS 目前尚无特效治疗方法，美沙拉秦、糖皮质激素、免疫抑制剂以及生物制剂等常规用于治疗炎症性肠病的方案，对 CEAS 均无确切效果；COX-2 抑制剂虽可改善 PHO 患者的皮肤及骨骼症状，但对胃肠道病变的治疗效果也不明确。因此，明确SLCO2A1基因突变导致肠道病变的机制可为该病的临床治疗提供指导方向。本例患者PHO诊断明确，而消化道受累特点与报道的CEAS回肠病变特点不符，临床症状、内镜和组织病理特点符合溃疡性结肠炎表现。但溃疡性结肠炎亦不能解释患者的上消化道病变，关于CEAS的临床表型也值得进一步积累经验。

参考文献

[1] 王强，徐蕙，李玥，等. SLCO2A1基因相关慢性肠病临床特点及遗传学特征分析[J]. 中华内科杂志，2021，60 (1): 45-50.

[2] Umeno J, Esaki M, Hirano A, et al. Clinical features of chronic enteropathy associated with SLCO2A1 gene: a new entity clinically distinct from Crohn's disease[J]. J Gastroenterol, 2018, 53(8): 907-915.

[3] Wang Q, Li YH, Lin GL, et al. Primary hypertrophic osteoarthropathy related gastrointestinal complication has distinctive clinical and pathological characteristics: two Case s report and review of the literature[J]. Orphanet J Rare Dis, 2019, 14(1): 297.

北京协和医院

王 强 徐 蕙 李 玥

Case 2

Whipple 病肠道受累病例多学科讨论

患者，女性，72 岁，农民。现病史：患者十余年前无明显原因下解不成形便，每日 3 ~ 4 次，有时为水样便，无黏液脓血便，无腹痛；近半年，反复出现腹水、双下肢水肿，体重下降 10 余千克。入院后既往史：否认腹部手术史、长期用药史及疫区旅游史。过往就诊及治疗情况：在当地医院诊治，予以益生菌或短期抗生素口服治疗，或稍有缓解，但症状很快复发，多次实验室检查提示低白蛋白血症，只能间断输注白蛋白及口服蛋白粉等对症支持处理。

入院查体：T 36.7℃，P 85 次/分钟，R 18 次/分钟，BP 125/80mmHg。神志清，精神萎；颈软，气管居中；全身皮肤、黏膜及巩膜无黄染；全身浅表淋巴结未及肿大；两肺呼吸音粗，未及啰音；心率 92 次/分，律齐，无杂音；全腹软，稍隆，未见胃肠型及蠕动波，未见腹壁静脉曲张，无压痛及反跳痛，肝脾肋下未及，肠鸣音正常，移动性浊音可疑阳性；双下肢轻度水肿。

辅助检查

- 血常规：WBC $5.78×10^9$/L，N% 80.5%，L% 12.1%，E% 1.0%，RBC $4.81×10^{12}$/L，Hb 147g/L，PLT $232×10^9$/L。
- ESR 12 ~ 14mm/h，CRP 8.37 ~ 9.74mg/L。
- 粪常规＋OB（2 次）阴性；粪虫卵未查见；粪培养（2 次）阴性；粪CDI阴性。
- T-SPOT报告：T-SPOT 阴性，抗原A（EAST-6）1.00 个，抗原B（CFP 10）1.00 个。

- 血生化检测：TP 39.0g/L，Alb 25.3g/L，pre-Alb 239.00mg/L，ALT 19U/L，AST 17U/L，AKP 51U/L，γ-GT 7.00U/L，SB 2.0μmol/L，TB 8.1μmol/L，BUN 6.10mmol/L，sCr 53.0μmol/L，Ua 215.00μmol/L，Glu 4.96mmol/L，Na 142.4mmol/L，K 3.1mmol/L，CL 109.0mmol/L，甘油三酯 0.79mmol/L，总胆固醇 3.59mmol/L。

- 自身免疫抗体组合：核型阴性，滴度1阴性，滴度2阴性，滴度3阴性，抗Sm阴性，抗U1RNP阴性，抗SSA/Ro-60阴性，抗SSB/La阴性，抗Jo-1阴性，抗Sc1-70阴性，抗核糖体P-蛋白阴性，抗双链DNA抗体22.65U/mL，抗核小体检测0.17，抗心磷脂抗体IgA型1.19APL/mL，抗心磷脂抗体IgM型0.53MPL/mL，抗心磷脂抗体IgG型1.51GPL/mL。

- 甲状腺功能报告：T_3 1.45nmol/L，T_4 148.30nmol/L，FT_3 4.30pmol/L，FT_4 15.15pmol/L，TSH 1.22mIU/L。

- 胃泌素检验报告：胃泌素空腹 70.90pg/mL。

- 尿本周氏蛋白阴性；血Kappa链0.83g/L，血液Lamda链0.63g/L。

- 肿瘤标志物：AFP 3.76ng/mL，CEA 1.12ng/mL，Ca199 11.72U/mL，Ca125 12.35U/mL。

- 结肠镜描述：插镜至末端回肠，末端回肠见多发白色小片状物覆着，其余结肠肠段未见溃疡、新生物及狭窄等病变。肠镜诊断：回肠末端病变，性质待定（见图2-1）。

- 胶囊内镜表现：小肠近段呈弥漫性、白色绒毛样物质，全小肠黏膜水肿，表面呈马赛克样表现，皱襞边缘呈锯齿状（见图2-2）。

- 经口小肠镜：十二指肠各段均可见黏膜呈结节样，锯齿状改变，未见溃疡及新生物等病变，未能深入空肠进一步检查。镜下诊断：十二指肠黏膜弥漫性病变（乳糜泻可能）（见图2-3）。

病理科意见

肠镜病理：回肠末端部分绒毛明显增宽、缩短，内见多量泡沫细胞（胞浆内PAS染色阳性颗粒状物质）浸润，疑为Whipple病，请临床进一步检查（见图2-4）。

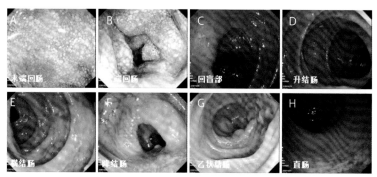

图 2-1　插镜至末端回肠，末端回肠见多发白色小片状物覆着，其余结肠肠段未见溃疡、新生物及狭窄等病变。图 A～图 H 分别为末端回肠、末端回肠、回盲部、升结肠、横结肠、降结肠、乙状结肠、直肠肠镜可见

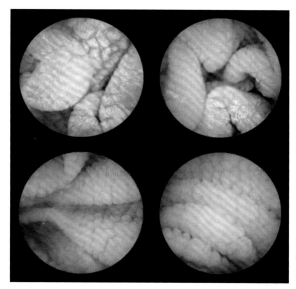

图 2-2　胶囊内镜表现：小肠近段呈弥漫性、白色绒毛样物质，全小肠黏膜水肿，表面呈马赛克样表现，皱襞边缘呈锯齿状

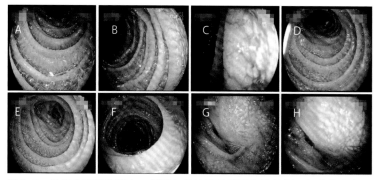

图 2-3　经口小肠镜发现十二指肠各段均可见黏膜呈结节样，锯齿状改变，未见溃疡及新生物等病变，未能深入空肠进一步检查。图 A～图 H 分别为末端回肠、末端回肠、回盲部、升结肠、横结肠、降结肠、乙状结肠、直肠肠镜可见

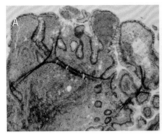
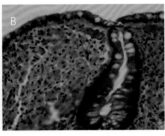
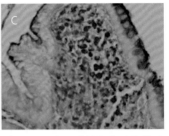

图 2-4　肠镜病理：回肠末端部分绒毛明显增宽、缩短（图 A 和图 B），内见多量泡沫细胞（胞浆内 PAS 染色呈阳性的颗粒状物质）浸润（图 B 和图 C），疑为 Whipple 病

　　小肠镜病理："十二指肠"黏膜固有层见中等量以淋巴细胞、浆细胞为主的慢性炎症细胞浸润，小肠绒毛轻度增宽，固有层内大量泡沫细胞浸润，该细胞的胞浆内含 PAS 染色呈阳性的颗粒状物质（见图 2-5）。

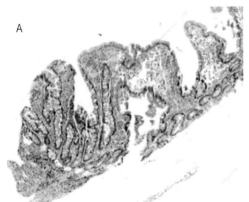
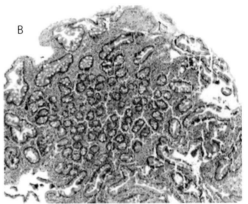

图 2-5　小肠镜病理："十二指肠"黏膜固有层见中等量以淋巴细胞、浆细胞为主的慢性炎症细胞浸润（图 A），小肠绒毛轻度增宽，固有层内大量泡沫细胞浸润（图 B），该细胞的胞浆内含 PAS 染色呈阳性的颗粒状物质。

　　MDT 讨论意见：对该患者，要考虑 Whipple 病，多量泡沫巨噬细胞（胞浆内含 PAS 染色呈阳性的颗粒状物质）是较为典型的表型。而且要综合考虑其临床表现，其在内镜下可以单纯表现为淋巴管扩张。

影像科意见

　　腹部所见肠管充盈扩张良好，升结肠局段肠壁略增厚，十二指肠憩室影。余所见肠壁光整无破坏，肠壁未见明显增厚，肠腔内未见明显充盈缺损影，回盲部未见明显异常（见图 2-6）。

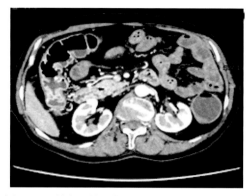

图 2-6　腹部所见肠管充盈扩张良好，升结肠局段肠壁略增厚，十二指肠憩室影。余所见肠壁光整无破坏，肠壁未见明显增厚，肠腔内未见明显充盈缺损影，回盲部未见明显异常

MDT讨论意见：该患者肠道表现基本正常。对于 Whipple 病肠道受累的患者，肠道可能仅仅是微观结构改变，影像学上没有特征性改变。同时，常见变异型免疫缺陷病（common variable immunodeficiency，CVID）也有类似的改变。

后续随访

患者乳糜泻所有指标（htTG IgG，htTG IgA，Gliadin IgG，Gliadin IgA，DGP IgG，DGP IgA）均为阴性。

抗感染方案：头孢他啶 2.0g qd ivgtt（2 周），复方新诺明（SMZ 160mg＋TMP 800mg）bid po（拟 1 年）。支持治疗：调节肠道菌群、营养支持、纠正贫血等。用药 1 周后，患者腹泻症状明显改善；用药 2 周后，患者出院。

后续随访，患者腹泻症状消失，营养不良状况明显改善，体重增长 5 千克。但因不能耐受SMZ的胃肠道反应，2 个月后自行停药，再次出现解不成形便（1 ～ 2 次／天）的情况。

总　结

该患者以慢性腹泻为主要症状入院，且无黏液脓血便，无腹痛。针对该症状进行诊断时，首先主要考虑肠源性疾病（如炎症性肠病、嗜酸性细胞性肠炎、放射性肠炎等其他肠炎，肿瘤，吸收不良或者特殊病原体感染），胃、肝、胆、胰源性疾病，或全身性疾病（如内分泌系统疾病、肿瘤、免疫系统疾病）。而 Whipple 病是一种罕见的多器官疾病，虽有突出的肠道症状，但该病的标志是 PAS 染色阳性的泡沫巨噬细胞固有层，需进行肠镜病理 PAS 染色才能确诊。

目前，关于 Whipple 病最佳抗生素的选择和治疗时间，仍然存在争议。该疾病治疗的主要目的是根除原发病、药物通过血脑屏障、防止复发。目前，其治疗主要针对 *Tropheryma whipplei*。在这个过程中，药物通过血脑屏障以及它在细胞内浓度的高低至关重要，这样有利于药物充分发挥药效，提高疾病的缓解率。

Whipple 病是一种罕见的、慢性的全身性疾病，以肠道症状最为突出，它常表现为体重减轻、关节痛、腹泻以及腹痛，其诊断通常要依靠淋巴结或者小肠活检。而十二指肠内的组织活检 PAS 染色仍然是经典型 Whipple 病的诊断首选，PCR 或者免疫组化可以帮助更加明确地判断疾病。对于 PCR 检测阳性的标本，血液和脑脊液淋巴细胞的 *Tropheryma whipple* 的 DNA 序列检测至关重要。在活动性或者非活动性 Whipple 病中，细胞免疫都有一些细小的缺陷，这可能导致一些人容易发生这种疾病。通过抗生素治疗，大部分患者可以治愈，但部分患者疾病进展可以导致死亡。

参考文献

[1] Conrad K, Roggenbuck D, Laass MW. Diagnosis and classification of ulcerative colitis[J]. Autoimmun Rev, 2014, 13(4-5): 463-466.

[2] Elfanagely Y, Jamot S, Dapaah-Afriyie K, et al. Whipple's disease mimicking common digestive disorders[J]. R I Med J, (2013). 2021, 104(4): 43-45.

[3] Vignes S, Bellanger J. Primary intestinal lymphangiectasia Waldmann's disease[J]. Rev Med Interne, 2018, 39(7): 580-585.

上海交通大学医学院附属仁济医院

王天蓉　沈骏

Case 3

特发性肠系膜静脉性肠炎病例多学科讨论

患者，男性，63岁。3个月前无明显诱因下出现右下腹痛，为阵发性牵拉性疼痛；无恶心、呕吐，无发热、寒战；偶解稀便，每天1次，伴黑便，无黏液脓血便。患者于当地医院就诊，全腹CT增强：升结肠、横结肠及降结肠管壁水肿，肠管周围少许渗出，盆腔少量积液，考虑炎症性肠病可能大。肠镜检查：炎症性肠病可能。病理：（回盲部）黏膜慢性活动性炎。予以柳氮磺吡啶口服联合氢化可的松保留灌肠，症状有所缓解。患者为求进一步诊治来我院消化内科就诊，门诊拟"结肠溃疡"收治入院。

患者在病程中始终无发热，无咳嗽、咳痰，无口腔溃疡，无关节疼痛、结节红斑等，神清，精神可，大便如上述，小便正常，胃纳欠佳，夜眠可，体重3个月内下降5千克。

患者既往体健，否认高血压、糖尿病、肝炎病史，否认肺结核病史，否认手术外伤史。无吸烟饮酒史。无疫水疫区及家禽密切接触史。家族中无传染病及遗传病病史。初步诊断炎症性肠病可能。

诊治经过

入院查体：T 37.0℃，P 72次/分钟，R 20次/分钟，BP 110/70mmHg，神清，精神可。浅表淋巴结未及肿大，皮肤、巩膜无黄染。心律齐，心率72次/分钟。双肺听诊呼吸音清，未及干湿啰音。腹部平软，右下腹轻压痛，无反跳痛、肌紧张，墨菲征（－），移动性浊音（－）。肠鸣音正常，4次/分钟。双下肢不肿。神经系统检查（－）。

辅助检查

入院时血常规：WBC 6.60×10^9/L，中性粒细胞% 75.8%，Hb 132g/L，PLT 251×10^9/L。尿、粪常规正常。肝肾功能正常。凝血功能正常。免疫指标正常。肝炎全套阴性。肿瘤指标均在正常范围内。

肠镜示：①乙状结肠-横结肠：肠壁黏膜较苍白，静脉显露，呈青紫色（见图 3-1）。②横结肠：黏膜充血糜烂，可见多发溃疡（见图 3-2）。③升结肠：黏膜充血糜烂，可见纵行溃疡，表面覆白苔，周围黏膜凹凸不平。④回盲部：回盲部开口可见溃疡形成，回盲部见不规则溃疡，周边黏膜隆起、充血糜烂。内镜诊断：缺血性肠病待排。

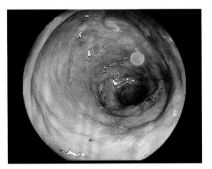 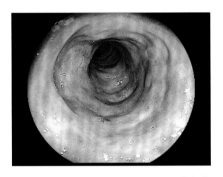

图 3-1　结肠镜检查可见乙结肠-横结肠处肠壁黏膜较苍白，静脉显露，呈青紫色　　图 3-2　结肠镜检查可见横结肠黏膜充血糜烂，多发溃疡

影像科意见

腹部平片（立卧位）见图 3-3。
小肠CT增强扫描及重建见图 3-4。

多学科讨论

患者，男性，63 岁，因腹痛 3 月余入院。

入院后完善相关检查。小肠CT示特发性肠系膜静脉性肠炎，以右半结肠为著，阑尾及回盲瓣受累；盆组小肠缺血性肠病改变。肠镜示克罗恩病可能（肠结核待排，缺血性肠病待排）。

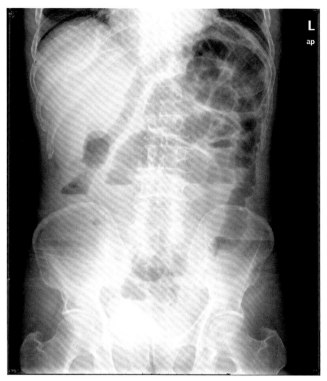

图 3-3　腹部平片提示小肠低位梗阻考虑

外院 T-SPOT、寄生虫全套均为阴性。

经病史分析、辅助检查及影像学检查后，确诊为特发性肠系膜静脉硬化性肠炎，伴不完全性低位小肠梗阻。予以单硝酸异山梨酯缓释胶囊改善血液循环及补液支持治疗，同时予以胃肠减压，头孢噻肟钠、甲硝唑抗感染、抑酸、补液支持治疗。患者梗阻症状仍较为明显，内科治疗效果不佳，内科与外科医生讨论后建议手术治疗。

后续随访

后续诊疗经过：转入外科，全麻下行全结肠切除术＋末端回肠造口术。术后病理：（全结肠切除标本）肠壁及肠系膜广泛血管增生伴钙化；找到肠旁淋巴结 2 枚、另送肠系膜血管根部结节 5 枚，淋巴结 7 枚反应性增生；（肠系膜下静脉根部血管）血管壁胶原化明显，淋巴结 5 枚反应性增生。阑尾未见明显异常。

最终诊断：特发性肠系膜静脉性肠炎。

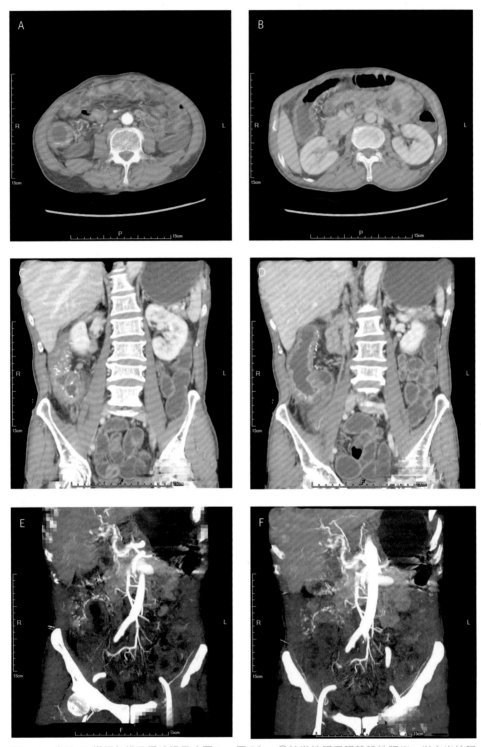

图 3-4 小肠 CT 增强扫描及重建提示（图 A ～图 F）：①特发性肠系膜静脉性肠炎，以右半结肠
为著，阑尾及回盲瓣受累；②盆组小肠缺血性肠病改变

总　结

　　患者因腹痛3月余入院，小肠CT提示特发性肠系膜静脉硬化性肠炎，以右半结肠为著，回盲瓣受累，伴不完全性低位小肠梗阻，回盲部多发肿大淋巴结；腹盆腔少量积液。确诊为特发性肠系膜静脉硬化性肠炎，伴不完全性低位小肠梗阻。予以胃肠减压，质轻液状石蜡胃管注入，头孢噻肟钠联合甲硝唑抗感染、抑酸、补液支持治疗，治疗效果不明显。后转入外科，完善各项相关检查及术前准备，全麻下行全结肠切除术＋末端回肠造口术。术后病理提示（全结肠切除标本）肠壁及肠系膜广泛血管增生伴钙化。

　　因特发性肠系膜静脉硬化性肠炎的发病率较低，尚未被临床医师及影像科医师所熟识，故该患者就诊于外院未能明确诊断。我院门诊初诊时亦误诊为炎症性肠病。此病例虽然临床症状不是很典型，但有典型的影像学特征：腹部CTE可见右半结肠肠系膜静脉血管线性钙化，内镜下见结肠黏膜静脉显露。手术病理改变为（全结肠切除标本）肠壁及肠系膜广泛血管增生伴钙化。因此，临床上遇到慢性腹痛、腹泻或者反复肠梗阻患者，结合典型影像学特征，需考虑此病。

　　特发性肠系膜静脉性肠炎是以肠系膜上静脉分支及结肠壁静脉管壁广泛钙化并右半结肠壁增厚为主要特征的一种罕见的缺血性结肠炎。特发性肠系膜静脉硬化性肠炎好发于中老年人群，尤其以女性的发病率较高，但本病例为一老年男性。本病的发病率还与种族有明显的相关性，几乎所有的特发性肠系膜静脉硬化性肠炎患者来自亚洲国家，如日本、中国等。目前，其病因及发病机制尚不清楚。近年来的研究发现，其发病可能与长期经肠道摄入某种有害成分相关。而本例病例的发病未见明显的诱因。特发性肠系膜静脉硬化性肠炎多起病隐匿，临床表现主要有反复腹痛、腹泻、肠梗阻及恶心呕吐等，其中最常见的症状是反复右下腹痛。由于临床表现没有特异性，所以容易被诊断为其他常见有腹痛的疾病，如急性阑尾炎、炎症性肠病和其他缺血性肠炎。特发性肠系膜静脉硬化性肠炎患者的实验室检查没有明显特异性，部分可见血常规白细胞总数及中性粒细胞比例升高，C反应蛋白升高等，有时大便潜血试验可出现阳性。而本例病例的实验室检查无明显异常。

　　特发性肠系膜静脉硬化性肠炎的诊断主要依靠影像学检查。①腹部平片显示腹部存在线状钙化灶，尤以升结肠多见。②钡剂灌肠表现为结肠壁增厚，延展性减弱，结肠袋消失，结肠蠕动功能下降，也可见近端结肠狭窄伴指压征。③腹部CT平扫表现为肠壁增厚伴钙化，亦可见周围血管钙化。腹部CT增强扫描在各项检查中最具有特征性，表现为结肠肠壁增厚，肠壁周围见线状钙化灶，肠系膜动脉末端直小血管聚集增多，并见钙化。④门静脉CT一般无特异性变化，其价值在于可排除门静脉高压引起的继发性肠系膜静脉回流不畅导致的静脉硬化性改变。⑤结肠镜检查示黏膜充血水肿呈暗紫色，有时亦可见不规则小溃疡。另外，内镜下活检有助于临床诊断和制定治疗方案。Iwashita等总结了特发性肠系膜静脉硬化性肠炎的病理特点：手术大体标本可见结肠深紫色到深棕色的黏膜表面，结肠半月皱襞水肿或者消失；显微镜检查可发现静脉壁显著的纤维化、增厚及钙化，血管壁可有泡沫状巨噬细胞聚集，相应的动脉壁未见钙化；肠壁黏膜下层发现纤维组织及胶原沉积。2007年，我国台湾的Chang报道了5例特发性肠系膜静脉硬化性肠炎患者，对其中4例获取的组织标本进行组织化学及免疫组织化学染色，发现在病变血管中有一种特殊类型的凝固性坏死，他称之为"木乃伊化"。这种改变不仅在静脉的肌层中可见，而且在随后出现的增厚的内膜中、相邻的动脉病变血管周围的结肠肌层及深部的结肠肌层均可发现，病变的组织可以合并有纤维化、硬化、钙化。因此，Chang认为特发性肠系膜静脉硬化性肠炎病变很可能起始于病变的静脉肌层。

特发性肠系膜静脉硬化性肠炎的治疗选择主要依据病变的严重程度。对临床症状较轻的患者，可以进行非手术治疗，包括胃肠外营养、抗感染、使用扩张血管药物等。但多数症状明显、受累肠段范围较大的患者则需手术干预切除病变肠段，术后大部分患者预后良好。本例患者合并严重的不全梗阻且内科治疗无效，最终进行了全结肠切除术。

综上所述，对于不明原因的腹痛及多次肠梗阻，临床上应予以高度重视。对该罕见病，早期诊断困难。因此，了解该疾病的特点尤其CT影像学和肠镜下特征性表现对于减少误诊尤为重要。而今后也需要更多的病例和研究对其发病机制及治疗进行进一步探讨。

参考文献

[1] Guo F, Zhou YF, Zhang F, et al. Idiopathic mesenteric phlebosclerosis associated with long-term use of medical liquor: two Case reports and literature review[J]. World J Gastroenterl, 2014, 20(18): 5561-5566.

[2] 陈利军，兰延宏，许华，等. 计算机断层扫描诊断静脉硬化性结肠炎一例 [J]. 中华消化杂志，2013，33（5）：353-354.

[3] Iwashita A, Yao T, Schlemper RJ, et al. Mesenteric phlebosclerosis: a new disease entity causing ischemic colitis[J]. Dis colon Rectum, 2003, 46(2): 209-220.

[4] Chang KM. New histologic findings in idiopathic mesenteric phlebosclerosis: clues to its pathogenesis and etiology － probably ingested toxic agent-related[J]. J Chin Med Assoc, 2007, 70(6): 227-235.

上海交通大学医学院附属瑞金医院消化科

张　晨　　顾于蓓

Case 4

ANCA 相关性血管炎累及肠道病例多学科讨论

消化科病史汇报

患者，男性，45 岁。主诉：乏力 1 年半，食欲缺乏伴腹泻 1 个月。入院时间：2020 年 5 月。

现病史：患者 1 年半前出现乏力，进行性加重，于当地医院查血常规示血红蛋白 40g/L，未进一步诊治。1 个月前，患者出现食欲减退，排稀水样便（约 10 次/日），无腹痛及便血。外院肠镜示距肛门 20cm 见一隆起性病变，环管腔 1 周，表面凹凸不平，有糜烂、破溃及出血，余大肠黏膜散在片状糜烂。病理见肠上皮腺瘤样增生及黏液化生。外院疑诊"克罗恩病"，予以输血、口服益生菌等治疗后，患者症状好转，解不成形便（约 3 ～ 4 次/日），转入我院。病来无发热，无频发口腔溃疡，无光过敏及脱发，无关节肿痛，近半年体重下降约 5 千克。既往健康，否认长期用药史。

入院查体：贫血貌，颜面水肿；腹软，腹壁指压痕阳性，全腹无压痛、反跳痛及肌紧张；双下肢重度水肿。

入院后完善相关检查。血常规：WBC 2.8×10^9/L（$3.5 \sim 9.5 \times 10^9$/L），Hb 72g/L（130 ～ 172g/L），PLT 318×10^9/L（$135 \sim 350 \times 10^9$/L）。肝功能：TP 37.8g/L，ALb 17.1g/L。CEA 9.3ng/mL。ESR 25mm/h。CRP 正常。尿常规：尿蛋白 4 ＋。24 小时尿蛋白定量：18g/L。免疫方面：ANA 1：160（核均质型），cANCA 阳性（胞浆型）。PR3 阳性。补体 C_3 0.511g/L（$0.74 \sim 1.4$g/L），补体 C_4 正常。余病毒检测、免疫球蛋白、抗核抗体系列、T-SPOT 均阴性。

肠镜：进镜距肛门 40cm 及 30cm 处见环肠壁密集生长息肉样病变，形态不一，大小不等，表面充血，糜烂，质软，OE 染色见腺管开口呈Ⅲ～Ⅳ型。余所见肠黏膜充血、水肿，散在糜烂（见图 4-1）。病理：黏膜慢性炎症伴局灶上皮轻度非典型增生。

骨髓象：增生活跃骨髓象。

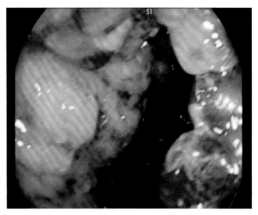

图 4-1　肠镜：进镜距肛门 40cm 及 30cm 处见环肠壁密集生长息肉样病变，形态不一，大小不等，表面充血，糜烂，质软，OE 染色见腺管开口呈Ⅲ～Ⅳ型。余所见肠黏膜充血、水肿，散在糜烂

初步诊断

炎症性肠病？

影像科意见

CTE 可见肠道病变主要位于结肠，以炎症改变为主，肠壁明显增厚，分层强化，病变呈连续性分布，其中以结肠肝区、降结肠-乙状结肠炎症较重，小肠未见异常（见图 4-2）。

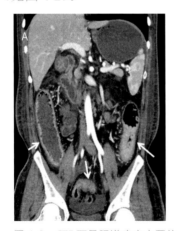
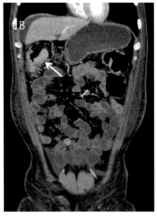

图 4-2　CTE 可见肠道病变主要位于结肠，以炎症改变为主，肠壁明显增厚，分层强化，病变呈连续性分布，其中以结肠肝曲、降结肠-乙状结肠炎症较重，小肠未见异常。图 A：白色箭头所指为升结肠及降结肠。图 B：白色箭头所指为横结肠肝曲

风湿免疫科意见

该患者目前诊断不清，存在多器官受累（肠道炎症、重度贫血、肾脏受累），多种自身抗体阳性（cANCA 和 PR3 阳性），具有免疫系统疾病特点，故建议进一步完善免疫固定电泳、溶血相关检查、抗磷脂抗体检查等。此外，该患者重度低蛋白血症合并大量蛋白尿，提示存在严重肾损伤，免疫系统疾病（如小血管炎）常累及肾脏，且肾活检病理阳性率较高，故建议完善肾穿刺活检。

病理科意见

肾穿刺活检 HE 染色见肾小球系膜细胞和基质轻度弥漫性增生，基底膜明显增厚，可见较多钉突样结构和小细胞性新月体形成。免疫荧光染色见 IgG 沿毛细血管襻呈细颗粒状沉积，肾小球基底膜弥漫不规则增厚，结合光镜、免疫荧光和电镜检查，考虑为 ANCA 相关性血管炎肾损伤合并 III 期膜性肾病（见图 4-3）。

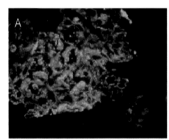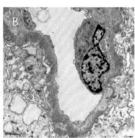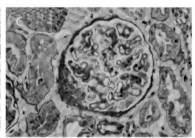

图 4-3　肾穿刺活检。图 A：IgG 免疫荧光染色示 IgG（4＋）沿毛细血管襻呈细颗粒状沉积，肾小球基底膜弥漫不规则增厚。图 B：电镜示肾小球基底膜弥漫不规则增厚，足突弥漫融合。图 C：PAS 染色示肾小球系膜细胞和基质轻度弥漫性增生，基底膜明显增厚，可见较多钉突样结构和小细胞性新月体形成。结合光镜、免疫荧光和电镜检查，考虑为 ANCA 相关性血管炎肾损伤合并 III 期膜性肾病

后续随访

患者转入风湿免疫科，进一步完善抗心磷脂抗体、狼疮抗凝物、免疫固定电泳、溶血相关检查、抗肾小球基底膜抗体，结果均为阴性，可以除外系统性红斑狼疮等继发因素所致肾脏改变。予以激素联合环磷酰胺治疗。治疗后尿蛋白较前明显减少，1 个月后复查肠镜见肠黏膜水肿较前缓解（见图 4-4）。

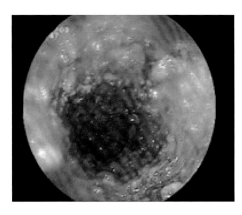

图 4-4　治疗后尿蛋白较前明显减少，1 个月后复查肠镜见肠黏膜水肿较前缓解

总　结

抗中性粒细胞胞浆抗体相关性血管炎（antineutrophil cytoplasmic antibody-associated vasculitis，AAV，也简称 ANCA 相关性血管炎）是一组以血液循环中 ANCA 阳性、小血管和中血管炎症和损害为特点的疾病，包括显微镜下多血管炎、肉芽肿伴多血管炎和嗜酸性肉芽肿伴多血管炎。ANCA 相关性血管炎多见于老年男性，常累及呼吸道和肾脏。

ANCA 相关性血管炎也可累及胃肠道，其主要原因是缺血，其中 22%～54% 的患者可表现为肠穿孔和出血，预后较差。少数 ANCA 相关性血管炎可与 IBD 并存。ANCA 相关性血管炎累及肠道最常见的临床表现是贫血和腹痛，其次为恶心、呕吐、腹泻、便血，严重者可出现麻痹性肠梗阻、肠系膜缺血和肠穿孔，胃肠道受累常在 ANCA 相关性血管炎诊断后 1～2 年内出现。自身抗体可见 cANCA 和 PR3 阳性。典型的内镜表现为多个小圆形溃疡，全消化道均可受累，病变多位于空肠、回肠、胃和食管。手术病理检查可协助确诊，表现为缺血和（或）血栓性坏死。治疗以激素联合免疫抑制剂为主，如果效果不佳，可考虑生物制剂（抗 TNF-α 或抗 CD20 单抗）治疗。

本例患者因重度贫血和腹泻来诊，但其贫血在先，后出现肠道症状，且贫血程度与肠道炎症和便血程度不平行，肠镜表现亦不符合炎症性肠病的特点。进一步检查发现该患者有多种自身抗体阳性，提示可能存在免疫系统疾病，而重度低蛋白血症和大量蛋白尿表明患者合并严重肾损害。最终，肾活检证实为 ANCA 相关性血管炎。经过治疗后，该患者肠道炎症缓解，考虑肠道改变继发于 ANCA 相关性血管炎。

参考文献

[1] Eriksson P, Segelmark M, Hallböök O. Frequency, diagnosis, treatment, and outcome of gastrointestinal disease in granulomatosis with polyangiitis and microscopic polyangiitis[J]. J Rheumatol, 2018, 45(4): 529-537.

[2] Humbert S, Guilpain P, Puéchalet X, et al. Inflammatory bowel diseases in anti-neutrophil cytoplasmic antibody-associated vasculitides: 11 retrospective Case s from the French Vasculitis Study Group[J]. Rheumatology(Oxford), 2015, 54(11): 1970-1975.

[3] Jennette JC, Falk RJ, Bacon PA, et al. 2012 revised International Chapel Hill Consensus Conference Nomenclature of Vasculitides[J]. Arthritis Rheum, 2013, 65(1): 1-11.

中国医科大学附属盛京医院

李　卉（消化科）　田　丰（消化科）

高玉颖（影像科）　舒　红（病理科）

张晓莉（风湿免疫科）

Case 5
成人巨结肠同源病病例多学科讨论

病史简介

患者，男性，31岁。主诉：大便不成形8年，间断发热伴左侧腰痛2年。

现病史：患者于入院前8年，无明显诱因出现大便不成形，为黄褐色稀便，2～3次/天，无黏液脓血，无腹痛、无发热，自服用中药治疗，症状略有好转。患者于入院前2年出现间断发热，体温最高达38.5℃，伴畏寒，无寒战，伴左侧腰痛，伴大便不成形，3～4次/天，就诊于外院，予以抗感染等治疗后可缓解。于入院前2个月，患者再次出现发热，体温最高达38.5℃，伴左侧腰痛，伴大便不成形，3～4次/天，于院外先后予以头孢美唑、莫西沙星等抗感染治疗，未见缓解。

既往史：7年前肛瘘史。

查体：体重70kg，T 36.5℃，P 73次/分钟，R 16次/分钟，BP 123/82mmHg。神清，呼吸音粗，双肺未闻及干湿性啰音。心界不大，律齐，未闻及杂音。腹壁柔软，无压痛，无反跳痛，肝脾肋下未触及。左侧腰部可见红肿包块，触之波动感。移动性浊音（－）。四肢活动自如，双下肢无水肿。

实验室检查。血常规：WBC $12.41\times10^9/L$（84.9%），Hb 112g/L，PLT $365\times10^9/L$；ESR 35mm/h，CRP 9.67mg/dL；凝血功能：FIB 5.121g/L，D-Dimer 1.410μg/mL；肝肾功能电解质（－）；便常规OB 化学法（＋），免疫法（＋）；免疫全项＋风湿抗体（－）；T-SPOT（－），TB（－）；抗EB病毒衣壳抗原IgG抗体（＋），IgM抗体（－），巨细胞病毒抗体IgM（－），细小病毒（－），呼吸道病毒系列（－）；粪便钙卫蛋白（－）。

结肠镜：进镜 50cm，肠腔狭窄，黏膜水肿僵硬，质韧（见图 5-1）。

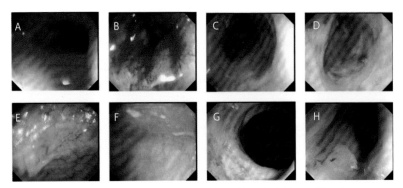

图 5-1　术前结肠镜检查从进镜 50cm 狭窄处退镜观察（图 A ～图 H）

超细内镜通过狭窄处，进镜至 80cm，所见肠腔可见散在指样息肉样隆起及白色瘢痕样改变（见图 5-2）。

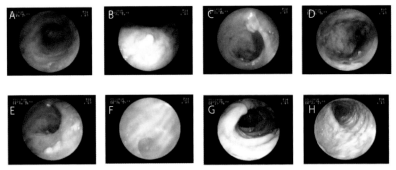

图 5-2　术前超细内镜检查所见距肛门 50cm 狭窄段肛侧端至距肛门 80cm（图 A ～图 H）

考虑：结肠狭窄性质待定，克罗恩病？活检病理：黏膜淋巴细胞、浆细胞、嗜酸粒细胞浸润，间质散在淋巴组织增生。

超声肠镜：进镜 50cm，肠腔狭窄，肠壁黏膜下分层不清，固有肌层分层清楚，肠壁厚度 0.4cm，狭窄长度约 1cm（见图 5-3）。考虑：结肠狭窄，性质待定。

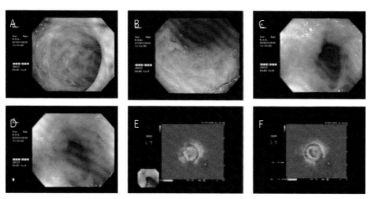

图 5-3　术前小探头超声结肠镜检查所见肛侧至狭窄段（图 A 和图 B）以及邻近狭窄段（图 C～图 F）的小探头超声图像

入院诊断

1. 肠狭窄原因待查：克罗恩病伴肠瘘？
2. 腹腔脓肿，腰大肌脓肿。

诊治经过

　　入院期间先后予以注射用亚胺培南西司他丁钠联合利奈唑胺，舒普深联合利奈唑胺抗感染治疗；同时予以美沙拉秦口服、肠内营养及静脉营养支持等治疗；同时予以CT引导下腹腔脓肿穿刺引流治疗。治疗后，患者未再发热，血常规、炎症指标（血沉、CRP）逐渐恢复。复查全腹CT示：原末段回肠及结肠壁增厚较前减轻，周围脂肪间隙密度增高较前改善；原髂嵴水平降结肠附近肌肉软组织病变基本消失。复查结肠镜示：进镜 50cm，肠腔狭窄，内镜无法通过，狭窄处黏膜光滑、僵硬。经多学科讨论后考虑：克罗恩病伴狭窄，拟行外科手术治疗。

外科手术

　　患者拟行腹腔镜探查及回肠造瘘术。术中所见狭窄肠段浆膜面光滑，所属系膜缺乏脂肪爬行征等炎症表现。遂行乙状结肠壁全层活检、降结肠壁全层活检及回肠双腔造瘘术。

术后全层活检病理：（部分降结肠、乙状结肠）黏膜层大致正常，部分间质轻度水肿，黏膜下层与肌层分界不清，其中可见排列紊乱平滑肌束，并于黏膜下层及肌层中见多量增生神经节细胞和迂曲增生神经纤维，不除外神经节病变。

最终诊断

成人巨结肠同源病。

影像学意见

腹部增强CT检查示（见图5-4）：末段回肠、阑尾、升结肠、降结肠、乙状结肠壁增厚，边缘毛糙，周围脂肪密度增高，血管影增多，邻近腹膜稍增厚；髂嵴水平降结肠与左髂腰肌病变间相连，左侧腰大肌、髂腰肌、邻近腹内外斜肌肿胀，可见多发低密度及气体影，边缘可见强化。

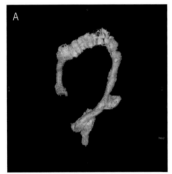 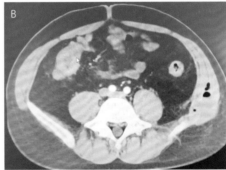

图 5-4 增强 CT 检查。图 A：三维重建图像；图 B：横轴位图像

全腹MRI（见图5-5）：回盲部、降结肠壁增厚，周围脂肪间隙信号增高，血管影增多，左侧盆壁肌群肿胀，左侧盆壁脂肪层下异常信号肿块。考虑：炎症性肠病，伴周围邻近软组织感染性病变（脓肿）。

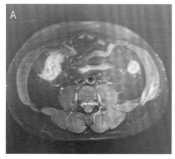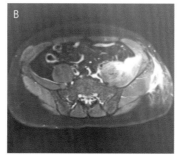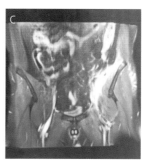

图 5-5　腹部 MRI 检查，均显示肠道多发炎症及肠外感染。图 A：横轴位 T_2WI；图 B：横轴位增强 T_1WI；图 C：冠状位增强 T_1WI

在肠瘘治愈后行钡灌肠检查（见图 5-6）：全结肠黏膜不规整，管壁僵硬，结肠袋变浅、消失，降结肠管腔多段变窄。

本例患者的影像学表现缺乏特征性，特别是没有明显扩张的肠管，术前误诊克罗恩病肠腔多段狭窄并肠瘘形成。

与先天性巨结肠相比，本例还是有其特点的，如：①没有移行段；②整个结肠张力高，粗细基本一致，稍扩张，形态僵直，如"腊肠样"；③狭窄段较长，结肠不规则收缩，肠壁有痉挛切迹或细小毛刺；④24 小时钡剂中等量残留，残留量少于先天性巨结肠。以上特点有助于诊断巨结肠同源病（allied disorders of Hirschsprung's disease，ADHD）。

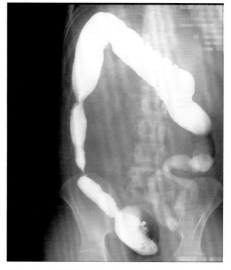

图 5-6　钡灌肠检查：结肠多发狭窄

病理科意见

送检不整形组织数块，最大者 1cm×0.8cm×0.4cm。

镜下：（部分降结肠壁、乙状结肠壁）黏膜轻度水肿，黏膜下层和固有肌层分界不清，该处平滑肌走行紊乱并于其中见较多神经节细胞和增生的神经纤维。请结合确切取材部位（肠狭窄段？扩张段？移行段？）及病史进一步诊断。

讨论：若为先天性巨结肠（Hirschsprung's disease），应于狭窄段取活检（包括肠壁全层）。此处神经节细胞发育欠佳、缺失，可见粗大神经纤维束（见图5-7）。

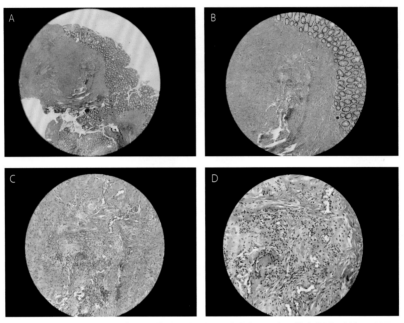

图5-7　结肠狭窄段肠壁全层活检病理切片HE染色（图A）及放大（图B）镜下所见，以及黏膜下层及肌层中见多量增生神经节细胞和迂曲增生神经纤维（图C和图D）

总　结

本例患者为青年男性，慢性病程，既往有肛瘘病史，以大便不成形、发热伴左侧腰痛为主要临床表现。实验室检查示血沉、CRP增高。影像学及结肠镜检查提示结肠狭窄伴腹腔脓肿形成。结合患者病史、影像学及内镜检查结果，初步考虑诊断：克罗恩病伴狭窄及穿透。经静脉抗炎及腹腔脓肿穿刺引流治疗后，患者炎症指标及腹腔脓肿逐渐改善。经严格肠内营养加美沙拉秦口服治疗后，外科腹腔镜探查示狭窄肠段浆膜面缺乏炎症表现，狭窄肠壁全层活检病理最终提示考虑肠道神经节病变。

巨结肠同源病是一种症状和体征与先天性巨结肠相似，如肠梗阻、肠道扩张和慢性便秘，却无肠壁神经节细胞缺乏的疾病。巨结肠同源病的发病率低，在成人更为罕见。日本新近巨结肠同源病临床实践指南依据病理诊断标准，详细阐明了巨结肠同源病的分类分型。肠道神经元发育不良（intestinal neuronal dysplasia，IND）为巨结肠同源病的一种类型，以黏膜下和肌间神经丛增生为主要病理特征，临床表现类似于先天性巨结肠，表现为慢性便秘、腹胀，严重者可伴肠梗阻、肠扭转和肠套叠等。IND包括IND-A和IND-B两种类型，临床上主要类型为IND-B。

巨结肠同源病的诊断依据主要包括影像学和病理学检查。腹部影像学有助于明确肠狭窄及肠梗阻的情况。病理诊断为诊断巨结肠同源病的金标准，主要包括直肠黏膜活检病理、肠壁全层病理及术后病理，指南强调了肠壁全层活检病理的重要性。IND-B的主要组织学特征有黏膜下神经丛增生伴巨大神经节、神经节增生和乙酰胆碱酯酶活性升高。日本新近巨结肠同源病临床实践指南指出，IND-B的病理诊断标准为黏膜下存在巨大的神经节，且含有9个及以上的神经节细胞，及乙酰胆碱酯酶（AchE）阳性神经纤维的增殖。

本例患者的主要临床特征为结肠狭窄伴腹腔脓肿，最终术后肠壁全层活检病理提示考虑肠道神经节病变，结合最新指南巨结肠同源病病理诊断标准，符合其中IND-B的病理诊断标准，最终诊断为成人巨结肠同源病。

参考文献

[1] Muto M, Matsufuji H, Taguchi T, et al. Japanese clinical practice guidelines for allied disorders of Hirschsprung's disease, 2017[J]. Pediatr Int, 2018, 60(5): 400-410.

[2] Taguchi T, Kobayashi H, Kanamori Y, et al. Isolated intestinal neuronal dysplasia type B (IND-B) in Japan: results from a nationwide survey[J]. Pediatr Surg Int, 2014, 30(8): 815-822.

天津医科大学总医院肠病管家肠安IBD团队
徐　昕（消化科）　赵　新（影像科）
宋文静（病理科）　刘　刚（普外科）
曹晓沧（消化科）

Case 6

系统性血管炎病例多学科讨论

消化内科病史汇报

患者，男性，36 岁，因"口腔溃疡伴皮肤疱疹 1 年余，间断腹痛 8 个月"于 2016 年 10 月入住西京医院消化内科。

2015 年 1 月，患者出现口腔溃疡，伴右侧颈部和胸部、背部疱疹（见图 6-1），皮肤科考虑为免疫力低下。

2016 年 2 月，患者出现腹痛，以下腹部疼痛明显，呈间断刺痛，无发热，无恶心、呕吐，无咳嗽、咳痰，无腹泻、便秘等症状。外院胸部 X 线片提示左肺结核；胸部 CT 检查（见图 6-2）考虑结核病；混合淋巴细胞培养＋干扰素测定：A＞300，B＞150；胃镜检查提示慢性浅表性胃炎；结肠镜检查（未到达回盲部）所见肠段未见异常；钡剂小肠造影检查未见明显器质性病变。诊断为继发性双肺结核，给予四联（异烟肼＋利福平＋吡嗪酰胺＋乙胺丁醇）抗结核治疗，患者腹痛症状明显缓解后出院，继续四联抗结核治疗。

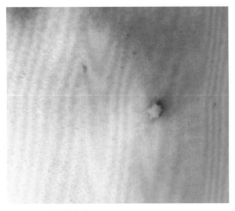

图 6-1　疱疹愈合后

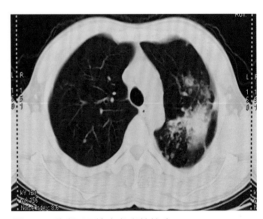

图 6-2　胸部 CT 检查考虑结核病

2016 年 5 月 25 日，患者再次出现腹痛，就诊于西京医院，小肠双源CT检查（见图6-3）显示：盲肠内侧壁、回盲瓣、回肠末端肠壁轻度增厚，考虑炎性增厚，回盲部内侧有多发小淋巴结。

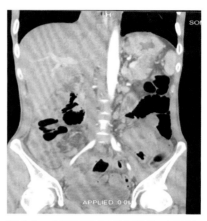

图 6-3　小肠双源 CT 检查显示：盲肠内侧壁、回盲瓣、回肠末端肠壁轻度增厚，考虑炎性增厚，回盲部内侧有多发小淋巴结

2016 年 6 月 7 日，患者再次腹痛，外院考虑急性化脓性阑尾炎、局限性腹膜炎、肺结核。行阑尾切除术，术后病理提示急性化脓性阑尾炎及周围炎。术后患者腹痛缓解，继续四联抗结核治疗。

2016 年 8 月 5 日，患者因腹痛就诊，外院结肠镜检查显示回盲部可见巨大溃疡，覆灰苔，回盲部变形狭小，开口内径约为 3 ～ 4mm，表面黏膜呈结节状或颗粒状，诊断为回盲部溃疡：肠结核？回盲部梗阻。病理提示小块黏膜慢性炎伴肉芽组织形成。进一步行回盲部包块切除术，术后病理提示：（回盲部）黏膜及黏膜下层淋巴组织弥漫增生，黏膜表浅坏死、脓性渗出，肌层、浆膜层炎性水肿、炎症细胞浸润，符合溃疡性改变伴肠梗阻；肠系膜淋巴结（5 枚）反应性增生改变，抗酸染色阴性。

2016 年 9 月，患者饮食不当后出现全腹胀，排黄色糊状便（约 1 次/天，最多 2 ～ 3 次/天），伴恶心、呕吐，无发热。诊断为肠梗阻，停用抗结核药物，予以胃肠减压，病情无改善。遂以"肠梗阻，回盲部溃疡切除术后，肠结核待排，肺结核"收入我科。发病后，患者体重下降约 10kg，BMI 18kg/m^2。体格检查：颈部、胸部、背部可见散在片状紫褐色皮疹，双肺未闻及明显异常，右下腹可见一斜行长约 4cm 的陈旧性手术瘢痕，以及一纵行长约 10cm 的陈旧性手术瘢痕，全腹无明显压痛，无反跳痛，无肌紧张。辅助检查：WBC $10.07×10^9$/L，N 0.827，Hb 102g/L，PLT $172×10^9$/L；粪便隐血试验阳性；白蛋白为 30.9g/L；血沉 51mm/h；CRP 36.1mg/L；自身抗体系列 1：100 阳性；免疫球蛋白及补体系列正常；抗中性粒细胞胞质抗体阴性；甲胎蛋白 9.06μg/L，CA125 67.99kU/L，癌胚抗原为 1.01μg/L；结核感染 T 细胞斑点试验（T-SPOT.TB）：抗原 A 为 63 SFC/$2.5×10^5$PBMC，抗原 B 为 0 SFC/$2.5×10^5$PBMC；痰涂片浓缩法未见抗酸杆菌。

2016 年 10 月 21 日，皮肤结节活检病理提示：真皮浅层肉芽肿形成，周边可见多灶性淋巴组织增生及泡沫细胞浸润，同时可见血管周围炎改变，非弥漫性分布。10 月 25 日，消化道造影提示：胃内滞留液多，蠕动减弱，胃排空缓慢，十二指肠淤积。10 月 31 日，胃镜检查显示：慢性非萎缩性胃炎伴胆汁反流。11 月 1 日，结肠

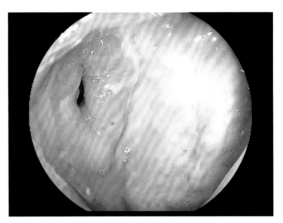

图 6-4　结肠镜检查显示：吻合口结肠侧可见巨大黏膜深凹陷，形态尚规则，底覆厚白苔，取材质韧

镜检查（见图 6-4）显示：吻合口结肠侧可见巨大黏膜深凹陷，形态尚规则，底覆厚白苔，取材质韧。病理检查显示：黏膜慢性炎急性活动伴溃疡形成。11 月 14 日，进一步行 CT 引导下肺部阴影穿刺活检术，涂片偶见梭形细胞及少量坏死成分。病理诊断为肺组织慢性炎症伴坏死及炭末，过碘酸雪夫染色、抗酸染色、六铵银染色均呈阴性。11 月 16 日，复查胸、腹部双源 CT（见图 6-5）显

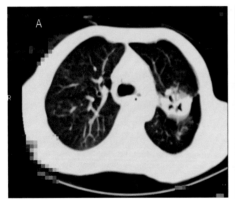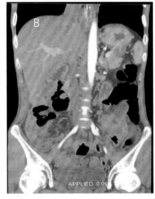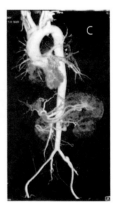

图 6-5　胸、腹部双源 CT 显示：①双侧肺动脉主干及分支未见异常，左肺上叶实性空洞灶较前变化不大，主动脉及主要分支显示正常；肠系膜上动脉分支显影纤细、稀疏，肠系膜下动脉主干纤细并分支稀疏。②胃壁明显肿胀，肠系膜多发肿大淋巴结影。③空肠多发节段性肠壁增厚及狭窄、继发扩张，且较前明显；右下腹部回肠末端肠壁增厚，回盲部位于肝下缘并肠壁增厚。④左侧髂总动脉可见穿透性溃疡，管壁可见局限性瘤样凸起。图 A：左肺上叶实性空洞灶。图 B：胃壁明显肿胀，空肠多发节段性肠壁增厚及狭窄、继发扩张，且较前明显；右下腹部回肠末端肠壁增厚，肠系膜多发肿大淋巴结影。图 C：主动脉及主要分支显示正常；肠系膜上动脉分支显影纤细、稀疏，肠系膜下动脉主干纤细并分支稀疏。左侧髂总动脉可见穿透性溃疡，管壁可见局限性瘤样凸起

示：①双侧肺动脉主干及分支未见异常，左肺上叶实性空洞灶较前变化不大，主动脉及主要分支显示正常；肠系膜上动脉分支显影纤细、稀疏，肠系膜下动脉主干纤细并分支稀疏。②胃壁明显肿胀，肠系膜多发肿大淋巴结影。③空肠多发节段性肠壁增厚及狭窄、继发扩张，且较前明显；右下腹部回肠末端肠壁增厚，回盲部位于肝下缘并肠壁增厚。④左侧髂总动脉可见穿透性溃疡，管壁可见局限性瘤样凸起。

病理科意见

　　会诊外院回盲部切除术后的大体标本（见图6-6），肠壁全层可见慢性炎症累及，淋巴组织增生，部分区域黏膜结构紊乱，黏膜下和系膜区见血管炎性改变，血管炎以小动脉为主，建议结合临床及全身系统表现排除结节性多动脉炎。本例未见肉芽肿结构，未见肿瘤性证据。结合皮肤结节活检结果，在光学显微镜下均可见广泛的细胞破坏现象，淋巴细胞聚集，且以动脉壁出现严重的炎性反应为著。CT引导下的肺部阴影穿刺活检未见干酪性肉芽肿，抗酸染色阴性。故该患者考虑自身免疫性疾病（如结节性动脉炎）的可能性较大，必要时可反复取材，进一步明确诊断。

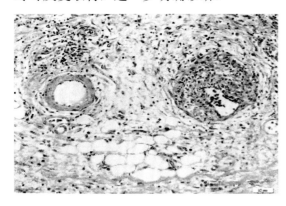

图6-6　回盲部切除术后的大体标本，肠壁全层可见慢性炎症累及，淋巴组织增生，部分区域黏膜结构紊乱，黏膜下和系膜区见血管炎性改变，血管炎以小动脉为主，建议结合临床及全身系统表现排除结节性多动脉炎；本例未见肉芽肿结构，未见肿瘤性证据

影像科意见

　　该患者的影像学检查主要从以下3个方面分析。①肺部：影像学提示左肺上叶空洞病灶，比较2016年2月和11月的CT检查结果，期间抗结核治疗7个月余（2016年2—9月），肺部阴影较前有缩小，但病变范围仍较大。而且，因为在肺结核及血管炎性疾病患者均可出现肺部影像学改变，故影像学检查不

宜作为两者鉴别诊断的依据。②血管：2016年11月胸腹部CT检查提示肠系膜上下动脉分支显影纤细、稀疏，且左侧髂总动脉可见穿透性溃疡，管壁可见局限性瘤样凸起，但双侧肺动脉及主动脉主要分支未见血管损伤。③胃肠道：2016年11月CT检查提示胃壁明显肿胀，空肠多发节段性肠壁增厚、狭窄及继发扩张，较前明显；右下腹部回肠末端肠壁增厚，伴腹腔淋巴结肿大，无明显恶性疾病证据。

外科意见

该患者中年，目前表现为恶心、呕吐，每日可自行排便，腹痛程度轻，NRS约为3分，为不完全性肠梗阻，回盲部溃疡无恶性疾病证据。考虑患者长期禁食，体质差，半年内已有两次腹部手术史，腹腔内可能粘连严重，肠壁水肿，外科手术难度大，并且手术方式不易确定。加上患者病史复杂，诊断不明确，建议继续内科保守治疗。

诊　断

系统性血管炎。

治　疗

患者进食后呕吐，有间断右下腹隐痛，NRS约为3分，无发热，排便1次/天，无便血，无咳嗽、咳痰。胃肠减压每日引流黄绿色液体约500～1000mL，予以加强营养支持。自2016年11月17日开始静脉滴注甲基泼尼松龙40mg/d，并拔除胃管，鼓励患者进食，患者呕吐、食欲逐渐好转，腹痛减轻。10天后，改为醋酸泼尼松片40mg/d，患者呕吐、腹痛症状逐渐消失，食欲、食量好转，体质改善后出院。院外继续口服醋酸泼尼松治疗并逐渐减量。

后续随访

2017年2月13日复诊，患者诉右下腹少许不适，无发热，解黄色软便

1 次/天，无咳嗽、咳痰，无胸闷、气短。复查胸部CT检查（见图6-7）显示：与 2016 年 11 月 16 日相比，左肺上叶空洞灶较前缩小，周围散在病变及左肺下叶背段结节基本同前。结肠镜检查（见图6-8）显示：回肠末端未见明显异常，距肛门约 50cm 处见回结肠吻合口，所见黏膜尚光滑，充血明显，触碰易出血，未见明显隆起及凹陷性病变，病变范围较前明显好转。嘱患者口服醋酸泼尼松片 20mg/d，3 个月后门诊复诊。2017 年 5 月，患者为复查再次来院，一般状况良好，无腹痛、发热，无咳嗽、咳痰，解黄色软便 1 次/天。嘱患者醋酸泼尼松片逐渐减量至 10mg/d。2017 年 9 月再次复诊，胸部CT（见图6-9）示左肺上叶空洞灶较前继续缩小；结肠镜（见图6-10）示吻合口未见溃疡复发。

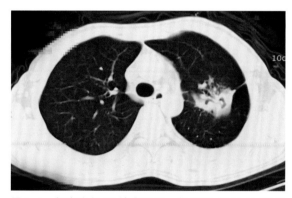

图 6-7　复查胸部 CT 检查显示：与 2016 年 11 月 16 日相比，左肺上叶空洞灶较前缩小，周围散在病变及左肺下叶背段结节基本同前

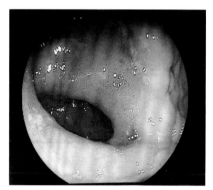

图 6-8　结肠镜提示：回肠末端未见明显异常，距肛门约 50cm 处见回结肠吻合口，所见黏膜尚光滑，充血明显，触碰易出血，未见明显隆起及凹陷性病变，病变范围较前明显好转

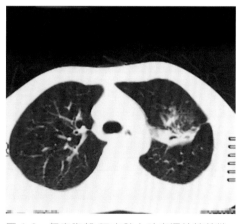

图 6-9　复查胸部 CT 左肺上叶空洞灶较前继续缩小

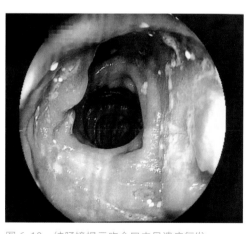

图 6-10　结肠镜提示吻合口未见溃疡复发

总　结

患者为中年男性，以口腔溃疡、皮肤结节为首发表现，随后出现腹痛，胸部影像学可见肺部阴影，混合淋巴细胞培养＋干扰素测定显示高水平阳性。最初诊断为肺结核，首先给予正规四联抗结核治疗 7 个月，肺部阴影缩小不理想，且病情逐渐进展，故肺结核的证据不足。患者腹痛反复发作，阑尾切除术后行结肠镜发现回盲部溃疡，进一步行回盲部包块切除术，临床治疗经过类似克罗恩病，但回盲部大体标本术后病理和皮肤结节活检病理检查均见血管炎改变。结合患者左侧髂总动脉改变，病变累及口腔、皮肤、肺部、肠道等多部位的情况，确定诊断为系统性血管炎。治疗的首选药物一般为糖皮质激素，参考用法：对少数危重者常需要超大剂量糖皮质激素的冲击治疗，可静脉滴注甲基泼尼松龙 0.5g/d，使用 3 ～ 6d；而后口服泼尼松 0.6 ～ 0.8mg/（kg•d），4 周后逐渐减量，每周减 5mg，至 10mg/d 维持。如果使用糖皮质激素仍不能控制疾病活动，可联合使用细胞毒药物，如环磷酰胺、甲氨蝶呤等。建议糖皮质激素与免疫抑制剂联合使用。对于难治性和复发者的治疗，可给予免疫球蛋白、抗胸腺细胞球蛋白，及采取血浆置换、免疫吸附等措施。

参考文献

[1] 杨岫岩. 系统性血管炎的临床分类与治疗要点[J]. 新医学，1998，29（3）：160-161，163.

[2] Krishnan E, Lingala VB, Singh G. Declines in mortality from acute myocardial infarction in successive incidence and birth cohorts of patients with rheumatoid arthritis[J]. Circulation, 2004, 110(13): 1774-1779.

[3] Lamprecht P, Pipitone N, Gross WL. Unclassified vasculitis[J]. Clin Exp Rheumatol, 2011, 29(1 Suppl 64): S81-S85.

空军军医大学第一附属医院西京医院

刘真真　　陈　玲　　梁　洁

Case 7

自身免疫性小肠结肠炎合并乳糜泻病例多学科讨论

消化科病史汇报

患者，男性，34岁，主诉反复腹泻4年余。2014年11月出现腹泻，每天7～8次，每次量中等，不成形，无脓血，伴里急后重，双下肢及前臂散在红色皮疹、脱屑，体重明显下降。当地医院据肠镜检查结果，考虑溃疡性结肠炎，予以美沙拉秦口服后好转。2015年1月，水样便加重，至上海某医院查血WBC 13.6×10⁹/L、CRP 13mg/L、ALB 24g/L、K⁺ 2.4mmol/L，补液后缓解。曾怀疑溃疡性结肠炎，使用激素，缓解后服用美沙拉秦，曾自行停止。入院前半个多月来，出现腹泻，黏液血便不明显，每日腹泻多达10次以上，收入病房。

既往史：2014年，因双下肢及前臂红色皮疹，就诊于南京某皮肤病医院，诊断为银屑病，曾予以外用药物治疗（激素类乳膏）。

个人史：从事技术员工作，其他无殊。

入院辅助检查：2018年3月2日门诊查血常规示：WBC 11.46×10⁹/L（↑），Hb 150g/L（↓），PLT 115×10⁹/L；白蛋白17.2g/L，血Na⁺ 133mmol/L，血K⁺ 2.0mmol/L；腹部CT：腹部肠管积气积液扩张伴多发气液平面影，部分肠管壁增厚。

入院查体：T 36.8℃，P 80次/分钟，R 18次/分钟，BP 68/46mmHg。神清，气平，精神萎，重度营养不良，浅表淋巴结（－）。全身多发点片状红斑伴银白色鳞屑。双肺呼吸音清，未及明显干湿啰音。心律齐，无杂音。舟状腹，无压痛、反跳痛，未及包块、肌卫。肝脾肋下未及。移动性浊音（－），可闻及肠鸣音 1～2 次/分钟。双下肢水肿（＋），NS（－）。体重 30.5kg，BMI 10.55kg/m²。

辅助检查：两对半检测，核心抗体阳性；HCV 和 HIV 均呈阴性，EBV/CMV 抗体、DNA 阴性；T-SPOT：抗原 A 0，抗原 B 0；WBC 7.62×10⁹/L，Hb 140g/L，PLT 121×10⁹/L，CRP＜0.50mg/L，自身免疫性肝炎抗体系列（均－），ANCA（－），免疫球蛋白均正常，ANA 1∶160，余均阴性。肿瘤标记物：癌胚抗原 8.70ng/mL，糖类抗原 19985.09U/mL，CA50 129.29U/mL，后复查癌胚抗原 4.95ng/mL，余均降至正常。肝功能：白蛋白 19.8g/L，球蛋白 26.5g/L，前白蛋白 50.80 mg/L，肌酐 35.0 μmol/L。粪便培养：未检出沙门氏志贺氏菌，粪便查寄生虫未见，粪便涂片未见真菌，艰难梭菌阴性。血常规示血白细胞及中性粒细胞呈进行性升高：WBC 由 12.19×10⁹/L 逐渐升高，最高达 21.84×10⁹/L。

病理科结合内镜意见

2018 年 3 月胃镜表现：球部变形，明显充血水肿，散在不规则溃疡伴狭窄，覆白苔，换超细内镜（6.5mm）勉强通过狭窄段，进入降部中段，黏膜光滑（见图 7-1）。

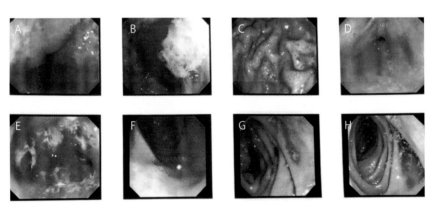

图 7-1　球部变形,明显充血水肿,散在不规则溃疡伴狭窄,覆白苔,换超细内镜(6.5mm)勉强通过狭窄段,进入降部中段,黏膜光滑。图 A：食管－贲门；图 B 和图 C：胃体；图 D：胃窦；图 E：十二指肠球部；图 F～图 H：十二指肠降部

2018 年 4 月 3 日胃镜病理：胃窦（3 块）中度慢性炎症伴有活动性萎缩；十二指肠球部（2 块）重度慢性炎症伴有中度活动性，绒毛低平；十二指肠降部（3 块）重度慢性肠炎，绒毛平坦。

2018 年 4 月 3 日肠镜表现：内镜行至降结肠，所见肠段黏膜稍充血，未见明显糜烂和溃疡。于降结肠取 2 块活检，易渗血。直肠近肛门可见纵行黏膜破损（见图 7-2）。

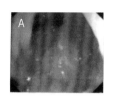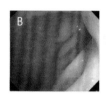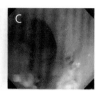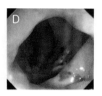

图 7-2 2018 年 4 月 3 日肠镜表现：内镜行至降结肠，所见肠段黏膜稍充血，未见明显糜烂和溃疡。于降结肠取 2 块活检，易渗血。直肠近肛门可见纵行黏膜破损。图 A：降结肠；图 B：乙状结肠；图 C：直肠；图 D：肛门

2018 年 4 月 4 日肠镜病理：降结肠活检黏膜内见淋巴浆细胞及少量嗜酸性粒细胞浸润，未见溃疡，可见隐窝脓肿，请结合临床。

2018 年 4 月 20 日骨髓活检病理：骨髓组织增生活跃，造血组织 50%，脂肪组织 50%，粒系组织 50%，粒系各期细胞均可见，未见成熟障碍，红系幼红细胞簇散在易见，巨核细胞 8 个 $/m^2$。

2018 年 4 月 26 日骨髓细胞形态学：骨髓增生增高，巨核细胞易见；粒系总的占 82%，各阶段细胞均可见，以成熟阶段细胞多见；红系总的占 4%，成熟淋巴细胞占 9.5%；NAP 164 分 /100NC。

2018 年 4 月 20 日血液肿瘤免疫分型报告：在 CD45/SSC 点图上设内分析，淋巴细胞约占有核细胞的 7%，CD^4 : CD^8 = 1.86，各淋巴细胞亚群未见明显异常。

2018 年 4 月 4 日乳糜泻抗体检测：htTG IgA1（－），Gliadin IgG1（－），Glinadin IgA 86（＋），DGP IgG 5.4（－），DGP IgA 87.3（＋）。

结果解读：htTG IgA 与 htTG IgG 为乳糜泻特征性指标，约 77% 乳糜泻患者阳性 DGP IgG 与 DGP IgA 为乳糜泻特征性指标，约 60% 乳糜泻患者阳性，Gliadin IgG 阳性提示麦胶过敏。

2018 年 4 月 10 日乳糜试验检验报告：乳糜试验阳性。

影像科意见

2018 年 3 月 13 日我院肺部 HRCT 平扫：右肺上叶胸膜下散在斑点灶，两

上胸膜略增厚、毛糙。

2018年3月14日腹部CT平扫增强：肠腔积液增多，回肠黏膜皱襞增多，十二指肠球部及直肠肠壁稍增厚伴明显强化，乙状结肠局部肠壁稍增厚。本次检查未行肠道准备，影响观察，请结合临床及内镜检查（见图7-3）。

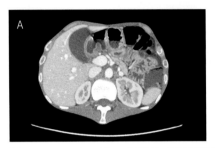
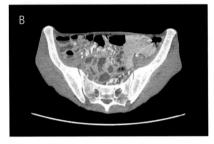

图7-3　2018年3月14日腹部CT平扫增强：肠腔积液增多，回肠黏膜皱襞增多，十二指肠球部及直肠肠壁稍增厚伴明显强化（图A），乙状结肠局部肠壁稍增厚（图B）

2018年4月2日PET-CT：①小肠及结直肠肠壁弥漫性增厚伴FDG代谢增高，炎性病变可能，请结合肠镜检查；不完全肠梗阻。②左侧上颌窦慢性炎症。③右肺上叶小斑点灶。④胆囊积液。⑤左侧颞下窝蛛网膜下囊肿。

后续随访

再次入院辅助检查（入院评估，2019年1月）

全血细胞分析：WBC 14.96×10⁹/L（↑），嗜中性粒细胞绝对值12.40×10⁹/L（↑），Hb 123g/L（↓），PLT 239×10⁹/L；降钙素原0.10ng/mL；红细胞沉降率（ESR）7mm/h（↑）；CRP 0.60mg/L；总蛋白61.2g/L（↓），白蛋白31.2g/L（↓），球蛋白30.0g/L，前白蛋白109.00mg/L（↓），丙氨酸氨基转移酶54U/L，天门冬氨酸氨基转移酶30U/L，谷氨酰转肽酶39.6.00U/L，总胆红素6.5μmol/L，直接胆红素3.9μmol/L；肌酐67.8μmol/L，尿酸117.00μmol/L；空腹血糖5.3mmol/L，钠139.0mmol/L，钾3.4mmol/L；凝血功能：凝血酶原时间12.30秒，国际标准化比率0.94，纤维蛋白原0.89g/L，部分凝血活酶时间42.40秒，凝血酶时间23.10秒，D-D二聚体3.90DDU μg/mL，纤维蛋白（原）降解物20.65μg/mL。

后续检查

2019年1月9日肠镜（外院扫描）内镜行至末端回肠，所见肠段黏膜稍充血，未见明显糜烂和溃疡（见图7-4）。

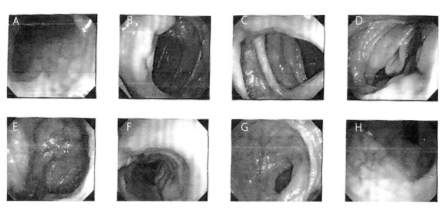

图7-4　2019年1月9日肠镜（外院扫描）：内镜行至末端回肠，所见肠段黏膜稍充血，未见明显糜烂和溃疡。图A：回肠末段；图B：回盲部；图C：升结肠；图D：横结肠；图E：降结肠；图F：乙状结肠；图G和图H：直肠

2019年1月胃镜（外院扫描）：球部黏膜充血水肿，黏膜脆性增加，易出血，降部可见黏膜绒毛明显扁平（见图7-5）。

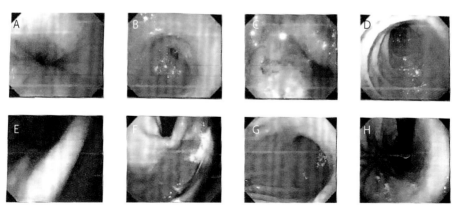

图7-5　2019年1月胃镜（外院扫描）：球部黏膜充血水肿，黏膜脆性增加，易出血，降部可见黏膜绒毛明显扁平。图A：食管；图B：胃窦；图C：十二指肠球部；图D：十二指肠降部；图E：胃角；图F：贲门－胃底；图G和图H：胃体

病理科结合内镜意见

肠镜活检病理：①回肠末端（见图 7-6）：慢性小肠炎伴绒毛完全萎缩，幽门腺化生，潘氏细胞缺失，黏膜内炎症细胞浸润以浆细胞为主，伴轻度上皮内淋巴细胞增多；结肠活检示淋巴细胞结肠炎样改变，但上皮内淋巴细胞仅为轻度增多，个别隐窝见分支，未见基底浆细胞增多，杯状细胞弥漫减少，结合回肠末端活检表现，考虑自身免疫性小肠结肠炎，同时不能排除乳糜泻，请结合临床和血清学进一步判断。②回盲瓣（见图 7-7）：慢性结肠炎伴杯状细胞减少，上皮内淋巴细胞增多，潘氏细胞缺失。③升结肠（见图 7-8）：慢性结肠炎伴轻度活动性、杯状细胞减少。

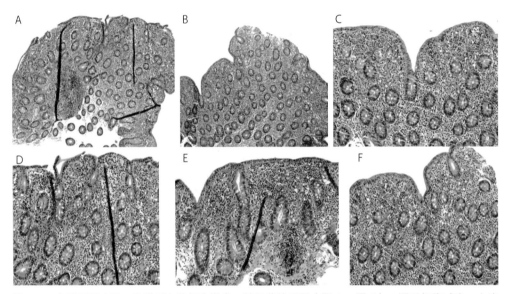

图 7-6　末端回肠病理：黏膜层内浆细胞增多，绒毛萎缩明显（图 A～图 C），潘氏细胞减少，上皮内淋巴细胞轻度增多（图 D～图 F）

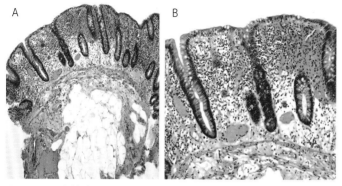

图 7-7　回盲瓣病理：慢性结肠炎伴杯状细胞减少（图 A），上皮内淋巴细胞增多（图 B），潘氏细胞缺失。图 A：×50；图 B：×200

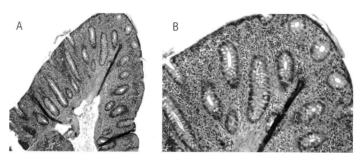

图 7-8　升结肠病理：浆细胞增多主要集中在黏膜层中上部（图 A），上皮内淋巴细胞轻度增多（图 B），弥漫性杯状细胞减少。图 A：×50；图 B：×200

总　结

　　患者可疑溃疡性结肠炎病史 3 年余，无规律随访。2018 年 3 月，患者感冒后再次出现腹泻，每天 5～6 次，每次量中等，不成形，无脓血，乏力明显，半年内体重下降 15kg，来我院就诊。入院时诊断思路：该患者有低钾血症，门诊 CT 见多发气液平，肠鸣音弱，需警惕低钾血症诱发中毒性巨结肠的可能，低血压可能为容量不够所致。半年来，患者腹泻明显，体重下降约 15kg，重度营养不良，白蛋白仅 17g/L，考虑重度营养不良的原因可能为慢性腹泻、不完全性肠梗阻、低钾血症、低蛋白血症、银屑病。2018 年发现该患者粪乳糜试验阳性，乳糜泻抗体指标回报示 Gliadin IgA 86（＋），DGP IgA 87.3（＋），故考虑乳糜泻可能，但该患者禁食状态仍有腹泻，且特异性指标 htTG IgA（－），与乳糜泻特征不似，故仍需进一步排除其他疾病，如自身免疫性肠病。

最终诊断

小肠吸收不良综合征、自身免疫性小肠结肠炎、乳糜泻、银屑病。

治疗方案

予以营养支持治疗、泼尼松龙抗炎抑制免疫、补钙等处理，加用 AZA 口服。

参考文献

[1] Nikaki K, Gupte GL. Assessment of intestinal malabsorption[J]. Best Pract Res Clin Gastroenterol, 2016, 30(2): 225-235.

[2] Umetsu SE, Brown I, Langner C, Lauwers GY. Autoimmune enteropathies[J]. Virchows Arch, 2018, 472(1): 55-66.

[3] van der Heide F. Acquired causes of intestinal malabsorption[J]. Best Pract Res Clin Gastroenterol, 2016, 30(2): 213-224.

上海交通大学医学院附属仁济医院

乔宇琪　沈　骏

Case 8

回肠克罗恩病合并结肠巨细胞病毒感染病例多学科讨论

患者，女性，17岁，学生，因"腹泻伴发热2周"收治入院。患者于2017年12月出现腹泻症状，每日2～3次，至当地医院就诊，诊断为"急性胃肠炎"，予以对症治疗2周后症状无缓解。遂进一步行结肠镜检查，提示"全结肠溃疡"。加用美沙拉秦（4g/d）后，症状仍无明显改善。同时，患者开始出现发热症状，热峰38℃，伴会阴部不适，经妇科会诊后诊断"左侧前庭大腺脓肿"并行脓肿切开引流术。2018年1月，患者出现血便症状，每日2～3次，量大；遂转至上海交通大学医学院附属瑞金医院就诊并入院。病程中，患者体重减轻4kg。患者既往体健，否认传染病病史、慢性病病史和手术史。体格检查：体温38.1℃，心率134次/分钟，呼吸15次/分钟，血压110/80mmHg。患者精神萎，体形消瘦（BMI 17kg/m^2），贫血貌；腹软，无压痛，肠鸣音8次/分钟；右侧前庭大腺处红肿，轻压痛，无波动感。

入院后完善实验室检查，示外周血WBC $11.43×10^9$/L（↑），N% 74%（↑），Hb 89g/L（↓），PLT $562×10^9$/L（↑）；前白蛋白136mg/L（↓），白蛋白31g/L（↓），肌酐42mmol/L（↓）；CRP 89mg/L（↑），ESR 60mm/h（↑）；外周血CMV-IgM（＋），CMV-DNA（－）。粪隐血试验阳性（＋），白细胞（＋＋）；粪致病微生物筛查阴性；其余免疫、肿瘤、结核指标阴性。进一步复查结肠镜（见图8-1）示直肠未见异常，乙状结肠至升结肠可见多发圆形溃疡，大小约为0.3～1.0cm，形态相似，边界清晰，末端回肠多发溃疡似纵行分布，内镜诊断回结肠多发溃疡病变。乙状结肠活检病理（见图8-2）示黏膜急慢性炎，末端回肠病理倾向克罗恩病。小肠CT（见图8-3）提示克罗恩病，急性活动期，伴会阴部脓肿形成（右侧为著）。B超示右侧前庭大腺脓肿形成，大小约为32mm×24mm。

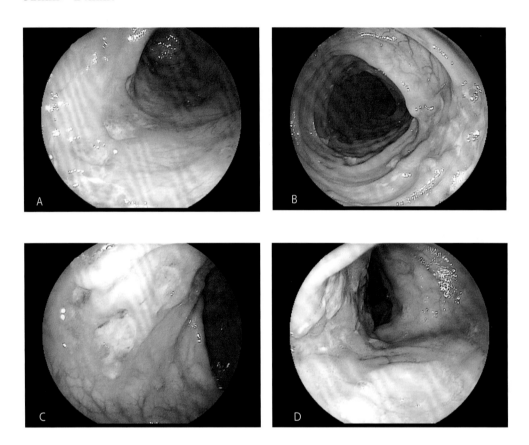

图8-1　患者入院检查结肠镜影像检查，乙状结肠（图A）、横结肠（图B）、升结肠（图C）多发圆形溃疡，大小约为0.3～1.0cm，形态相似，边界清晰，溃疡周围黏膜轻度隆起；末端回肠（图D）多发溃疡纵行分布，伴肉芽组织轻度增生

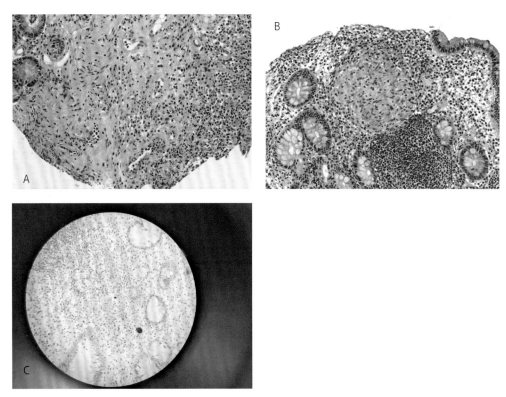

图 8-2 患者入院肠镜活检病理。乙状结肠（图 A）示间质较多嗜酸性粒细胞、淋巴细胞和中性粒细胞浸润（×200 倍）；末端回肠（图 B）示间质肉芽肿形成，伴有较多淋巴细胞、浆细胞及少量嗜酸性粒细胞浸润（×200 倍）；CMV 免疫组化（图 C）阳性（×200 倍）

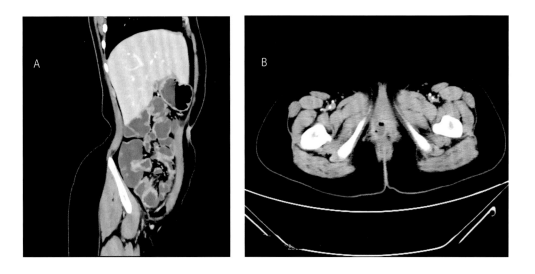

图 8-3 患者入院小肠 CT 影像。图 A 示回肠节段性肠壁增厚，肠腔变窄，邻近肠管未见明显扩张，增厚肠段呈均匀一致强化改变，黏膜面见凹凸不平溃疡性改变，回盲瓣口变窄；图 B 示会阴部软组织异常强化，右侧见含气液囊腔

消化科临床诊断意见

该患者因急性腹泻起病，在病程中逐渐出现发热、便血、消瘦、会阴部不适等症状；常规方法治疗效果欠佳。入院后，肠镜下可见全结肠与末端回肠均存在溃疡性病变，但两处部分溃疡形态并不一致：全结肠呈大小不一多发圆形溃疡；而末端回肠呈纵行溃疡。由此推测结肠病变与回肠病变可能由不同病因造成。进一步分析患者外周血CMV-IgM、结肠病理CMV免疫组化提示阳性，从而诊断结肠病变系由肠道CMV感染所致。而在回肠病变方面，进一步分析末端回肠组织病理可见非干酪样肉芽肿结构，CTE提示回肠肠壁节段性增厚，肠镜下可见偏侧纵行溃疡形成，故而回肠克罗恩病诊断成立。从体格检查、实验室检查可见患者营养情况和一般情况较差，因而考虑患者由克罗恩病回肠病变所致营养不良后引发结肠CMV感染，同时并发右侧前庭大腺脓肿形成。因此，该患者的主要诊断为CD（$A_1L_1B_1$，活动期），次要诊断为结肠CMV感染、右侧前庭大腺脓肿。

治疗经过

（1）予以肠外营养2周后，序贯肠内营养6周，以加强营养与支持治疗。

（2）在克罗恩病治疗方面，选择静脉丙种球蛋白静滴7天（5g/d），后予以选择性白细胞吸附术（granulocyte and monocyte adsorptive apheresis，GMA）抗炎治疗2个月（每周2次），美沙拉秦4g/d口服。

（3）在结肠CMV感染方面，予以更昔洛韦抗病毒治疗3周，同时予以头孢西丁、甲硝唑静脉滴注，莫西沙星软膏会阴处涂抹以治疗前庭大腺脓肿。

经上述治疗2个月后，患者体重增长5kg，前庭大腺患处愈合。复查血常规、肝肾功能、CRP、ESR、粪常规未见明显异常，外周血CMV-IgM转阴。

2018年3月23日，复查肠镜（见图8-4）示末端回肠及全结肠黏膜溃疡完全消失，并可见溃疡瘢痕形成。乙状结肠活检病理（见图8-5）示黏膜腺体完整、规则，仅有少量淋巴细胞、浆细胞浸润。查体可见左侧前庭大腺切口已愈合，复查B超提示右侧前庭大腺脓肿消退。最终考虑克罗恩病成功诱导缓解，结肠CMV感染和前庭大腺脓肿治愈。

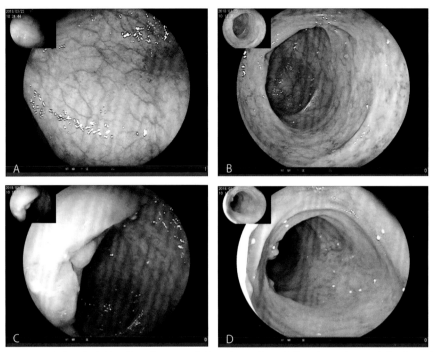

图 8-4　患者经治疗后复查结肠镜影像图。乙状结肠（图A）、升结肠（图B）、回盲部（图C）黏膜完全修复，可见溃疡瘢痕形成；末端回肠进镜约10cm，可见黏膜呈修复改变（图D）

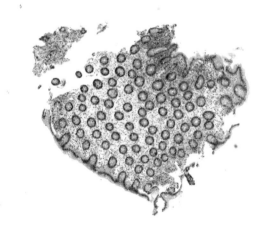

图 8-5　患者经治疗后肠镜活检示乙状结肠黏膜腺体完整、规则，仅有少量淋巴细胞、浆细胞浸润（HE染色，×50倍）

病例多学科讨论

　　该年轻女性患者既往体健，本次为急性起病，入院时病程仅为1个月。临床表现包括腹泻、发热、便血、消瘦与会阴部不适。上述表现均指向肠道病变可能。入院后行结肠镜检查，可见回肠与全结肠溃疡形成，但两者的溃疡形态存在明显差异：末端回肠溃疡呈偏侧纵行分布，符合CD内镜下表现；而升结肠至乙状结肠却可见多发大小不一的圆形溃疡，边界清晰，从形态观察更倾向于感染性肠炎。但患者的病变究竟是否可以用病因"二元论"来解释，还需要更多诊断依据来支持。

病理科意见

结合内镜医师在肠镜检查中获取的肠道病理组织进行分析：患者末端回肠活检标本可见黏膜慢性炎伴糜烂，表面可见炎性渗出，绒毛部分萎缩，腺上皮无异型，局灶见肉芽肿性病变，间质有较多淋巴细胞、浆细胞、嗜酸性粒细胞浸润，淋巴滤泡形成，未见明确隐窝脓肿及异型成分。上述病理表现符合克罗恩病病理特征。而患者的升结肠、横结肠、降结肠、乙状结肠处的多枚标本可见黏膜急慢性炎症伴糜烂，间质有较多淋巴细胞、浆细胞、嗜酸性粒细胞浸润。免疫组化提示：CMV（＋），PAS（－），六氨银（－），抗酸染色（－），EBER（－）。结合患者外周血CMV-IgM阳性，诊断患者存在结肠CMV感染。

放射科意见

阅患者小肠CT影像，可见其回肠呈节段性肠壁增厚，邻近肠管未见明显扩张；增强扫描示部分增厚肠段呈分层强化改变，黏膜层异常强化；部分肠段呈均匀一致强化改变，部分黏膜面见凹凸不平溃疡性改变。部分肠段仅系膜缘受累，系膜缘未见明显缩短，肠管呈非对称性增厚改变；部分肠段系膜缘和游离缘受累，肠管呈对称性增厚改变。病变肠段周围末梢直小血管增粗扩张，呈梳齿状改变。回盲瓣肿胀增厚，回盲瓣口变窄，未见明显畸形改变。会阴部软组织密度不均匀，会阴部右侧见含气含液囊腔，囊壁厚薄不均；CT增强后，囊壁明显强化。上述影像学改变支持回肠克罗恩病、右侧前庭大腺脓肿的诊断。

营养科意见

患者起病后迅速出现消耗与消瘦情况，发病1个月内体重下降4kg，入院后体重46kg，BMI 17kg/m^2，NRS-2002评分4分，提示营养不良，存在营养支持治疗指征。因患者消化功能较差，故首先予以肠外营养 2 周后序贯肠内营养。合理的营养支持治疗不仅可以改善患者的营养状况，更重要的是其对回肠型克罗恩病具有降低肠道炎症的治疗作用。

消化内科意见

这是一例较为罕见的复杂病例，其复杂性首先体现在诊断方面，由于克罗恩病与肠道CMV感染均可造成患者腹泻、便血等临床症状，同时又可以使结肠内形成溃疡，所以容易导致临床医师的诊断出现欠缺。而进一步仔细分析该患者内镜下征象、病理组织学特点、影像学表现，并辅以实验室检查结果提示，就会发现回肠与结肠两处病变存在不同病因。根据各学科医师的讨论意见，目前该患者诊断明确：①克罗恩病（A1L1B1，活动期）；②肠道CMV感染；③右侧前庭大腺脓肿。由克罗恩病所致的营养不良可能是联系主要诊断与次要诊断的纽带。

此外，该病例的复杂性与矛盾性还体现在治疗策略上。①在早期克罗恩病中需要提倡积极抗炎治疗诱导缓解，在既往研究中认为生物制剂与免疫抑制剂的早期联用对诱导缓解和改善预后具有积极意义。②患者同时存在结肠CMV感染和前庭大腺脓肿。在这种情况下应强调避免使用抑制机体免疫功能的药物并支持尽早予以抗感染治疗。③该患者存在营养情况较差，从而使得患者炎症反应－营养不良－机体感染进入恶性循环。因此，如何实施合理的抗炎治疗，并选用合适的治疗方案使患者脱离恶性循环，是很大的挑战。在当前克罗恩病炎症合并多种感染并且一般情况较差的情况下，需兼顾抗炎与抗感染治疗，应避免使用激素、免疫抑制剂、生物制剂等药物，可选用对机体感染影响较小的抗炎方案，例如美沙拉秦口服、静脉丙种球蛋白静滴和选择性白细胞吸附术。在实施抗炎治疗过程中，需要同时加强抗感染治疗，并严密监测感染控制情况。在抗感染治疗方面，可予以更昔洛韦治疗 3 周，控制结肠CMV感染；同时予以头孢西丁、甲硝唑静脉滴注和莫西沙星软膏外涂，治疗前庭大腺脓肿。同时加强营养支持治疗以助于患者摆脱炎症反应－营养不良－机体感染的恶性循环。该患者经上述治疗 2 个月后，复查内镜可见全结肠溃疡消失，末端回肠黏膜愈合；结肠组织病理活检可见炎症明显好转，腺体完整、规则；查体与

B超复查提示前庭大腺脓肿消退。由此认为，对该患者的初步诱导缓解治疗成功，可进一步调整方案维持疾病缓解。

总　结

克罗恩病的诊断是一个复杂而谨慎的过程，因其缺乏诊断金标准，故需要结合病史、实验室、内镜、影像学与病理检查结果后综合判断，尤其当克罗恩病诊断存疑或合并有其他疾病干扰时，更应充分利用多学科协作诊治模式来提高诊断能力。克罗恩病患者合并CMV活动性感染较为少见，根据文献报道其发生率低于5%。这种合并机会感染往往出现于长期使用免疫抑制剂等药物、高龄、营养不良、合并有糖尿病等部分慢性病史的克罗恩病患者中，而合并CMV感染亦可造成克罗恩病治疗效果欠佳及结肠切除率升高。一般而言，克罗恩病患者治疗前无须常规检测CMV，但对难治性或临床诊断不明确者应筛查CMV。本例患者因结肠溃疡形态不符合克罗恩病表现，其内镜表现令临床医师对克罗恩病诊断存疑，故需要谨慎地考虑到在罕见情况下初发克罗恩病患者亦可合并CMV感染。

结肠CMV感染的诊断金标准为结肠黏膜组织查见肯定的病毒包涵体或CMV抗体免疫组化染色阳性（敏感度为78%～93%，特异度为92%～100%）或结肠黏膜组织CMV-DNA qPCR检测阳性（敏感度为92%～97%，特异度为93%～99%）。若内镜下示结肠黏膜广泛剥脱、不规则溃疡、深凿样溃疡等表现，则应考虑病毒性肠炎并行活检明确。而外周血CMV-IgM阳性与CMV-DNA qPCR阳性均提示机体存在CMV活动性感染，仅可作为结肠CMV感染的辅助诊断依据。本例患者具有内镜下可见多发大小不等圆形溃疡，病理组织活检IHC阳性，同时外周血CMV-IgM阳性的特点，故结肠CMV感染诊断明确。而在临床工作中，有时可能遇到临床高度怀疑结肠CMV感染，却无法获得结肠组织学阳性结果的情况，在这种情况下仅可作结肠CMV感染疑诊。因此，在多学科协作诊治模式下，临床医师与病理医师相互沟通，有助于提高临床医师内镜下取材阳性率和病理医师诊断的阳性率。

目前认为，当克罗恩病患者合并CMV活动性感染时，需综合评估患者病情，若无临床症状或存在轻微的临床症状，血CMV-DNA ≤ 1200拷贝/mL，则常呈自限性，不需抗病毒治疗，仅控制原发病即可；若血CMV-DNA ＞ 1200 拷贝/mL，则建议启用抗病毒治疗（更昔洛韦或膦甲酸钠）；若存在CMV相关疾病，如结肠炎、肺炎、肝炎等，可考虑停用克罗恩病相关的激素、免疫抑制剂、生物制剂等抑制机体免疫功能的药物；若克罗恩病与CMV感染同时处于活动期，则应根据个体情况调整克罗恩病治疗药物和剂量，避免使用激素和免疫抑制剂。而英夫利昔单抗和选择性白细胞吸附术可作为治疗的选择。选择性白细胞吸附术是一种通过体外循环吸附炎性细胞、减少炎性因子、促进黏膜修复的技术，可用于治疗炎症性肠病，同时不良事件的发生率低。对于炎症性肠病合并CMV活动性感染的患者，选择性白细胞吸附术可以有效地诱导原发病缓解（73%），并促使CMV-DNA转阴（73%）。本例患者因一般情况较差，克罗恩病与CMV活动性感染均较为明显，虽外周血CMV-DNA阴性，但多学科诊治团队探讨后建议仍在规范抗病毒治疗的情况下，予以静脉丙种球蛋白静滴和选择性白细胞吸附术抗炎，同时加强营养治疗，取得了很好的治疗效果。通过分析该复杂性溃疡性肠道疾病病例的成功诊治过程，可见多学科协作诊治模式具有十分重要的临床意义。

参考文献

[1] Gomollón F, Dignass A, Annese V, et al. 3rd European evidence-based consensus on the diagnosis and management of Crohn's disease 2016: part 1: diagnosis and medical management[J]. Journal of Crohn's and Colitis, 2016, 11(1): 3-25.

[2] Lv Y, Han F, Jia Y, et al. Is cytomegalovirus infection related to inflammatory bowel disease, especially steroid-resistant inflammatory bowel disease? A meta-analysis[J]. Infection & Drug Resistance, 2017, 10: 511.

[3] Sager K, Alam S, Bond A, et al. Review article: cytomegalovirus and inflammatory bowel disease[J]. Aliment PharmacolTher, 2015, 41(8): 725-733.

上海交通大学医学院附属瑞金医院
顾于蓓

Case 9

肠白塞病合并下消化道大出血病例多学科讨论

消化科病史汇报

患者，女性，38岁。主诉：反复口腔溃疡30年，间断右下腹痛伴发热半年。入院时间：2020年4月。

现病史

患者30年前频繁出现口腔溃疡，诉曾有"肛瘘"，当地医院疑诊为"白塞病"，具体治疗不详，4年后症状自行缓解。2003年，患者右下腹痛伴发热，于当地行化脓性阑尾炎手术治疗，术后腹痛缓解。2019年10月，患者再次出现间断右下腹痛，稀便，日约3次，体温38.5℃，当地结肠镜提示盲肠及升结肠巨大溃疡性病变（见图9-1），给予甲泼尼龙联合沙利度胺治疗后腹痛明显缓解。后患者出现手麻、脚麻症状，停用沙利度胺。激素减量后症状反复，伴有双手指间关节疼痛，间断发热，体温最高38.5℃，再次静点激素，腹痛缓解不明显。2020年4月，转至我院。

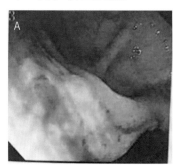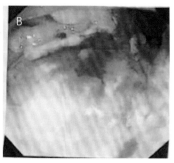

图9-1 外院结肠镜：回盲部－升结肠可见巨大溃疡。图A：回盲部溃疡；
图B：升结肠溃疡

入院时查体：贫血貌，睑结膜苍白。腹软，右侧腹部饱满，有压痛，无反跳痛及肌紧张。

辅助检查

血常规：白细胞计数 10.05×10^9/L（$3.9 \sim 9.5 \times 10^9$/L），中性粒细胞百分比 76.2%（42.3% $\sim$ 71.5%），血红蛋白 79g/L（110 $\sim$ 150g/L），血小板 310×10^9/L [（135 $\sim$ 350）$\times 10^9$/L]。白蛋白 27.1g/L（35 $\sim$ 53g/L）。CRP 172mg/L（0 $\sim$ 8mg/L）。红细胞沉降率 12mm/h（0 $\sim$ 15mm/h）。免疫球蛋白、抗核抗体系列、ANCA、病毒（CMV、EBV）、肝炎病毒、T-SPOT.TB 检测均正常。CT 提示升结肠、盲肠及末段回肠管壁增厚，明显强化，肠腔狭窄，周围脂肪间隙散在渗出（见图 9-2）。

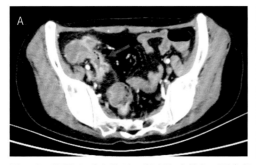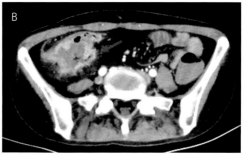

图 9-2 腹部 CT（入院时、激素治疗前）：回盲部、升结肠巨大溃疡性病变。图 A：回盲部巨大溃疡；图 B：升结肠巨大溃疡

入院诊断

肠白塞病。

诊断依据

患者，中年女性，反复发作、严重、难治性口腔溃疡 30 年，每年发作＞ 3 次；右下腹痛；回盲部和升结肠孤立、有巨大溃疡、界限清晰。

诊疗经过

给予患者胃肠减压，全肠外营养，甲泼尼龙 60mg/d 静脉滴注。期间，患者突发右下腹剧烈疼痛，排鲜血便约 800mL，血压下降至 80/55mmHg，予以输血、补液等抗休克治疗。急诊复查腹部 CT 较前无明显变化。加用英夫利昔单抗（Infliximab，IFX，5mg/kg，第 0、2、6 周，此后每隔 8 周）静脉滴注治疗。

患者应用 IFX 后排 2 次黑便，后未再便血，腹痛症状缓解；应用 2 次 IFX 后出院；出院前，血红蛋白 124g/L，白蛋白 43.7g/L，CRP 1.8mg/L；复查腹部 CT 提示升结肠及末段回肠增厚较前减轻，周围渗出减少，结直肠管腔扩张较前缓解（见图 9-3）。第 3 次 IFX 治疗后 2 周，患者间断便血 2 次，每次约 100mL，伴腹痛，间断发热，体温最高 38.0℃，未复诊。第 3 次 IFX 治疗后 4 周，泼尼松龙减至 25mg/d 口服，患者排鲜血便 10 余次，总量约 1000mL，血红蛋白降至 58g/L，急诊给予甲泼尼龙 60mg 静脉滴注，效果不佳。故提前给予第 4 次英夫利昔单抗治疗，用药后出血迅速停止，患者情况好转出院。患者病情提前反复，建议缩短英夫利昔单抗给药间隔，每 4 周给药。激素按计划减量。

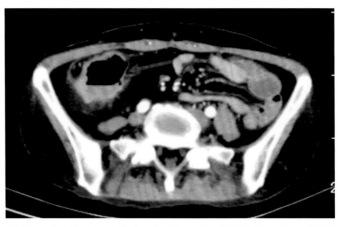

图 9-3 腹部 CT（出院前，IFX 治疗 2 次后）：升结肠肠壁增厚减轻，周围渗出减少

2020 年 7 月，第 4 次 IFX 治疗后 3 周余，患者出现腹痛加重，发热，体温 39℃；白细胞计数 14×10^9/L，血红蛋白 91g/L，白蛋白 23g/L，CRP 131mg/L。复查腹部 CT（见图 9-4）提示回盲部、升结肠、末段回肠壁较前进一步增厚，周围渗出增加。故行多学科讨论。

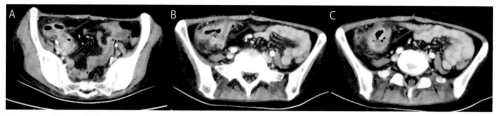

图9-4 腹部CT（第4次IFX治疗后3周余，病情反复）：回盲部（图A）、升结肠（图B）、末段回肠（图C）壁较前增厚，周围渗出增加

影像科意见

患者首次入院时，CT（见图9-2）显示升结肠、盲肠及末段回肠管壁增厚，明显强化，肠腔狭窄，周围脂肪间隙散在渗出。应用激素、IFX治疗2次后，复查腹部CT（见图9-3）示肠壁增厚较前明显减轻，周围渗出明显减少。患者第4次英夫利昔单抗治疗后3周余，病情反复，复查腹部CT（见图9-4）显示回盲部、升结肠、末段回肠壁较前进一步增厚，周围渗出增加，不除外局部穿透肠壁与腹壁粘连；回盲部肠管粘连，不除外肠内瘘。

外科意见

患者病变局限在末段回肠、回盲部及升结肠，激素依赖，IFX优化治疗期间仍有大量便血，腹痛加重，内科治疗效果欠佳，有外科手术适应证。

患者转入外科手术治疗。手术中见到回盲部至升结肠巨大溃疡，肠腔狭窄。行右半结肠切除术＋回肠造口术。术后剖开标本，见巨大溃疡累及回盲部及升结肠，6cm×8cm，同时有穿孔。

病理科意见

手术切除标本可见3处不规则溃疡，其中一处溃疡较深。溃疡均深达浆膜脂肪层，见淋巴细胞、浆细胞及一些嗜酸性粒细胞浸润；溃疡周边的黏膜表层出血坏死，隐窝不规整，有分支，黏膜下层闭锁，未见纤维及黏膜肌增生，未见淋巴滤泡。溃疡处浆膜脂肪见一些小静脉管壁增厚，管腔变小，有的闭塞。管壁内见一些淋巴细胞、浆细胞浸润。病理呈慢性溃疡伴小静脉血管炎改变，符合肠白塞病改变（见图9-5）。

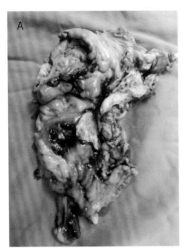
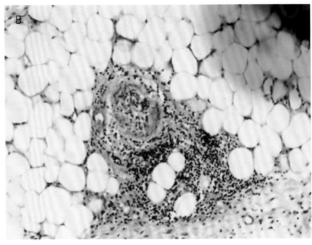

图 9-5　手术病理：小静脉管壁增厚，管腔变小，有的闭塞。管壁内见一些淋巴细胞、浆细胞浸润。慢性溃疡伴小静脉血管炎改变，符合肠白塞病改变。图 A：大体标本；图 B：HE 染色（×200）

后续随访

患者术后恢复良好，术后 4 个月体重增加 10kg。复查肠镜：吻合口愈合良好，所见大肠黏膜轻度充血、水肿，血管纹理不清。患者于 2020 年 11 月行回肠造口还纳。术后，沙利度胺 100mg/d 口服维持治疗。

总　结

白塞病（Behcet's disease，BD）是一种慢性全身性血管炎性反应性疾病，主要表现为复发性口腔溃疡、生殖器溃疡、眼炎和皮肤损害。白塞病的国际评分系统将眼部病变、生殖器溃疡及口腔溃疡列为主要标准，将皮肤病变、神经精神疾病、血管疾病及针刺试验阳性列为次要标准。然而，肠白塞病患者往往很难满足上述全身系统性白塞病的诊断标准。韩国学者提出的基于结肠镜检查和肠外表现的肠白塞病的诊断标准，特别对于不完全符合系统性白塞病诊断标准的回结肠溃疡患者来说，更具有实用性及诊断价值。日本诊断标准将肠白塞病列为白塞病的一种特殊类型，并指出回盲部火山口样深溃疡、右下腹痛伴便血是其主要临床特点。本例患者有反复发作的口腔溃疡，右下腹痛，便血，回盲部孤立深大且界限清楚的溃疡，基于上述诊断标准，完全符合肠白塞病的诊断，而非全身系统性白塞病。临床工作中，肠白塞病与克罗恩病（Crohn's disease，CD）往往难以鉴别。肠白塞病有一些独特的临床特点：与克罗恩病相比较，肠白塞病患者往往有更为严重的高热、口腔溃疡和右下腹痛；并发下消化道大出血、急性穿孔远多于克罗恩病；且常伴有骨髓增生异常综合征（myelodysplastic syndromes，MDS）。

肠白塞病的治疗策略取决于消化道病变的范围、严重程度以及有无并发症。对轻中度肠白塞病患者，可应用 5-氨基水杨酸（5-aminosalicyclic acid，5-ASA）诱导及维持治疗。对中重度肠白塞病患者，可应用糖皮质激素诱导缓解，5-ASA 维持治疗；对激素依赖者，可应用免疫抑制剂诱导及维持治疗；对发生穿孔、大出血以及脓肿的患者，应及时手术治疗。欧洲白塞病诊治指南提出，对严重/难治性肠白塞病的治疗，应考虑抗肿瘤坏死因子（tumer necrosis factor，TNF）制剂和（或）沙利度胺。日本肠白塞病治疗流程则将抗 TNF 制剂和糖皮质激素作为 5-ASA 无效的平行选择。消化道大出血是肠白塞病的致命性并发症之一。据文献报道，IFX 可以成功治疗肠白塞病合并消化道大出血，且 1 周后达到快速黏膜愈合。本例患者属于激素依赖性重度肠白塞病合并下消化道大出血，应用 IFX 治疗后患者便血停止，腹痛缓解。在 IFX 治疗期间，患者仍出现间断便血，我们对其进行了 IFX 优化治疗（每隔 4 周用药），再次控制了消化道出血。此后患者出现高热，腹痛加重，不排除肠内瘘的可能，内科反复治疗无效，病情进一步加重，最终我们及时进行外科手术治疗。从本例患者的治疗过程来看，应用起效快的 IFX 往往可以在短期内控制局面，避免手术或者赢得择期手术的机会。然而，IFX 在肠白塞病合并下消化道大出血中使用的时机、剂量及如何优化，需要进一步摸索经验。对于药物反复治疗效果不佳的肠白塞病，手术不失为一种有效的治疗手段。

参考文献

[1] Cheon JH, Kim ES, Shin SJ, et al. Development and validation of novel diagnostic criteria for intestinal Behçet's disease in Korean patients with ileocolonic ulcers[J]. Am J Gastroenterol, 2009, 104(10): 2492-2499.

[2] International Team for the Revision of the International Criteria for Behçet's Disease (ITR-ICBD). The International Criteria for Behçet's Disease (ICBD): a

collaborative study of 27 countries on the sensitivity and specificity of the new criteria[J]. J Eur Acad Dermatol Venereol, 2014, 28(3): 338-347.

[3] Watanabe K, Tanida S, Inoue N, et al. Evidence-based diagnosis and clinical practice guidelines for intestinal Behçet's disease 2020 edited by Intractable Diseases, the Health and Labour Sciences Research Grants[J]. J Gastroenterol, 2020, 55(7): 679-700.

中国医科大学附属盛京医院

解　莹（消化内科）　周林妍（消化内科）

田　丰（消化内科）　张　宏（结直肠外科）

高玉颖（影像科）　舒　红（病理科）

Case 10

非典型溃疡性结肠炎病例多学科讨论

病史简介

患者，男性，54岁。主诉：间断腹痛11月余。

现病史：患者于入院前11月余无明显诱因出现间断腹部隐痛，以右腹部及上腹部为著，大便1～2次/天，黄色不成形便，无恶心呕吐、胸闷胸痛、低热等症状，未诊疗。入院前8月余，腹痛加重伴腹胀，阵发性绞痛，就诊于当地医院，行腹超声检查提示右侧肠管壁增厚。建议上级医院治疗，遂就诊于天津市某医院，行肠镜检查，提示结肠黏膜病变。病理示（横结肠）黏膜急慢性炎症细胞浸润，浅表溃疡，腺体扩张、扭曲。给予美沙拉秦、利福昔明等治疗，症状稍有缓解。行PPD实验，结果提示强阳性，T-SPOT阴性。建议患者至结核病医院就诊。后患者就诊于结核病控制中心，接受抗结核治疗。服药期间，患者腹痛症状逐渐加重，自行停用抗结核药物（抗结核治疗2个月）。入院前4个月，为求进一步治疗就诊于我院门诊，行肠镜检查，结果提示结肠黏膜多发溃疡病变，性质待定；病理诊断（结肠，50cm，70cm）黏膜慢性炎症伴急性炎症反应；肠道组织EB病毒脱氧核酸检测（＋）；人巨细胞病毒核酸检测（＋）；结核分枝杆菌（－）。入院后给予止血、补液、抑酸、抗感染，及输注白蛋白、美沙拉秦等治疗。症状好转后出院。后症状反复，伴双下肢水肿，于我院消化内科住院治疗。血常规提示血红蛋白56g/L，白蛋白24g/L，潜血试验（3＋）。入院后给予肠内营养，抗感染，输血液制品，纠正贫血及低蛋白血症，抗病毒等治疗后，建议转往外科治疗。遂收入普外科继续治疗。患者自本次发病以来，精神尚可，饮食以流质和肠内营养制剂为主，睡眠尚可；大便平均1次/天，解黄色不成形便，小便如常；体重下降15kg，BMI 21.22kg/m^2。

既往史：无高血压、糖尿病、冠心病等慢性病病史；9月余前，外院 PDD 实验强阳性，行抗结核治疗 2 个月，后自行停药；左膝关节外伤骨折史，行手术治疗；有输血史；无食物、药物过敏史；预防接种史不详。

查体：T 36.2℃，P 105 次／分钟，R 19 次／分钟，BP 125/74mmHg，发育正常，营养中等，意识清晰，自主体位，查体合作。心肺查体未见异常。腹部平坦，未见腹壁静脉曲张、胃肠型、皮肤色泽改变等；肠鸣音 3 次／分钟，未闻及血管杂音，移动性浊音（－）；上腹胀，余腹软，未及腹部包块，上腹及右腹部轻微压痛，无反跳痛及肌紧张，无肝肾区叩击痛。双下肢无水肿，生理反射正常，病理反射未引出。

实验室检查

血常规：WBC $5.17×10^9$/L，N% 40.8%，Hb 97g/L，PLT $316×10^9$/L。

炎性指标：红细胞沉降率 35mm/L（0 ～ 20mm/h），CRP 3.41mg/dL（＜0.8mg/dL），粪便钙卫蛋白 862μg/g（0 ～ 50μg/g）。

感染指标：（肠黏膜活检组织）结核分枝杆菌脱氧核糖核酸检测（－）；人巨细胞病毒核酸检测（＋），EB病毒脱氧核酸检测（＋）。

食物不耐受IgG抗体：蛤蜊（＋1级），肉桂（＋1级），鸡蛋、蛋白/蛋黄（＋3级），小麦（＋1级）。

免疫全项：（－）。

便潜血：（2＋）。

肠镜：进镜 90cm，到达回盲部，进入回肠末端 10cm，未见异常，退镜到 85 ～ 50cm，见散在溃疡分布，间断可见炎性息肉样隆起，呈葡萄状分布，溃疡表面覆白苔，大小不一，病变呈连续性，血管网消失，质脆，触之易出血，乙状结肠及直肠黏膜光滑，血管纹理清楚（见图 10-1）。

肠镜病理：（结肠，60cm）黏膜慢性炎症伴急性炎症反应及糜烂，隐窝结构改变，可见隐窝炎，未见隐窝脓肿，部分腺体轻度非典型增生；（结肠，85cm）黏膜慢性炎症伴急性炎症反应及溃疡形成，隐窝结构改变，可见隐窝炎，未见隐窝脓肿，部分腺体轻度非典型增生，另见较多炎性渗出坏死物。

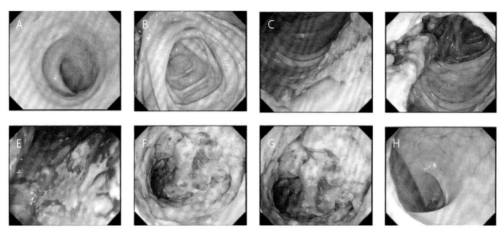

图 10-1　结肠镜所见。图 A：回肠末端；图 B：回盲瓣；图 C→图 G：距肛门 85→50cm；图 H：乙状结肠

入院诊断

肠狭窄伴不完全性肠梗阻、溃疡性结肠炎？克罗恩病？

诊治经过

▶ 外科手术

患者于全麻下行腹腔镜探查，术中见：腹腔无腹水，腹膜网膜无结节，肝、脾、胃、小肠未及肿物，升结肠至横结肠近脾区肠管显著连续性增粗，直径约 8～10cm，肠壁增厚、质地韧硬，呈慢性炎症状态，病变结肠系膜增厚、水肿、挛缩状态，余结肠未见明显异常。遂行腹腔镜下结肠次全切除、回肠-乙状结肠吻合术。手术标本：切除末端回肠约 8cm，直径约 3cm；盲肠 4cm，直径约 4cm；结肠约 52cm，直径 3～6cm；距回肠断端 16cm，结肠黏膜表面见连续密集绒毛息肉样隆起，范围 30cm×12cm，最大径 0.2～3cm。

▶ 病理诊断

（部分结肠及回肠末端）结肠黏膜和黏膜下层淋巴细胞、浆细胞和嗜酸性中性粒细胞浸润，可见糜烂、隐窝脓肿和广泛假息肉形成，伴腺体轻-中度非典型增生，局部肌层见不连续淋巴细胞和浆细胞浸润，淋巴细胞增生，未见黏膜下高度水肿、肉芽肿和深溃疡，回肠未见病变累及。符合炎症性肠病，首先考虑溃疡性结肠炎假息肉期，建议临床观察随诊。

最终诊断

非典型溃疡性结肠炎（atypical ulcerative colitis）。

影像学意见

末段回肠至横结肠壁明显增厚，以升结肠及结肠肝曲为著，浆膜面毛糙，周围脂肪间隙密度增高、多发索条及饱满淋巴结，邻近腹膜增厚，升结肠至横结肠扩张，腔内有大量内容物（见图 10-2 和图 10-3）。以上表现考虑炎症性肠病改变。

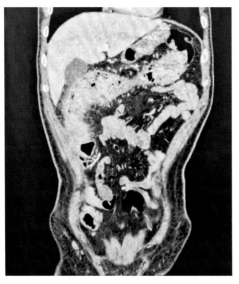

图 10-2　增强 CT 检查冠状位重建：升结肠及结肠脾曲肠壁增厚

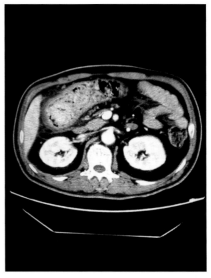

图 10-3　增强 CT 检查：横结肠肠壁增厚，肠腔扩张

病理科意见

送检末段回肠、盲肠、部分结肠及阑尾标本，结肠黏膜面见连续密集息肉样隆起，涉及肠管长度约 30cm，息肉最大径 0.2 ～ 3cm。

镜下（见图 10-4）：黏膜及黏膜下层慢性炎症伴急性炎症反应，多发糜烂及溃疡形成，溃疡最深达浅肌层，隐窝结构显著改变，可见隐窝炎及隐窝脓肿，黏膜固有层深部有大量浆细胞浸润，广泛假息肉形成，腺体广泛低级别异型增生，符合溃疡性结肠炎诊断。

本病例在之前数次黏膜活检均有相同病变特点。

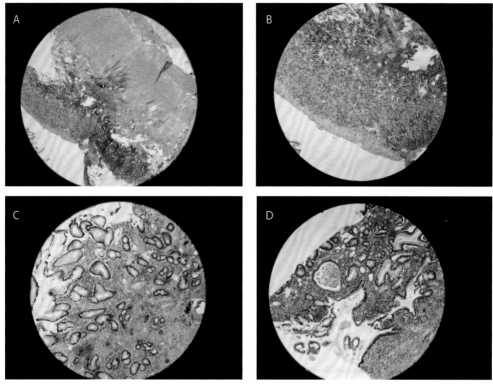

图10-4　手术病理所见。图A：黏膜及黏膜下层慢性炎症伴急性炎症反应及浅溃疡形成（×40）；图B：浅溃疡面少量炎性渗出物覆盖，其下肉芽组织生长（×100）；图C：隐窝结构显著改变（×200）；图D：假息肉形成，并见隐窝脓肿（×200）

总　结

　　患者中年男性，慢性病程，以间断腹痛为主要临床表现，无特殊既往史。肠镜检查提示：距肛门85～50cm见散在溃疡分布，间断可见炎性息肉样隆起，呈葡萄状分布，溃疡表面覆白苔，大小不一，病变呈连续性，血管网消失，质脆，触之易出血。直肠、乙状结肠未见明显异常。肠镜病理提示：慢性炎症伴急性炎症改变。然而，根据症状及肠镜病理，无法明确诊断，患者存在肠梗阻及持续性腹痛症状，符合外科手术指征行手术结肠次全切除术。手术病理：结肠黏膜和黏膜下淋巴细胞、浆细胞和嗜酸性中性粒细胞浸润，可见糜烂、隐窝脓肿和广泛假息肉形成伴腺体轻-中度非典型增生，局部肌层见不连续淋巴细胞和浆细胞浸润，淋巴细胞增生，未见黏膜下高度水肿、肉芽肿和深溃疡，回肠未见病变累及。根据临床表现，结合术中所见及术后病理，目前考虑非典型溃疡性结肠炎。

据ECCO共识，溃疡性结肠炎（ulcerative colitis，UC）是一种慢性炎症，导致结肠黏膜持续炎症，活检通常没有肉芽肿。溃疡性结肠炎的分类可按照疾病的严重程度、炎症程度、发病年龄来分类。但是，在儿童和青少年IBD的诊断标准（porto criteria，ESPGHAN 2014）中提出了非典型溃疡性结肠炎的分类（见表10-1），并且描述了其肉眼和镜下的特点。有研究者对110例新诊断的溃疡性结肠炎患者进行为期5年的临床研究，结果表明相当数量的患者有不典型的表现。其中，内镜下不典型病变表现有：12例（10.9%）表现为直肠不累及，24例（21.8%）表现为跳跃性病变；组织学不典型表现有：8例（7.3%）黏膜上皮正常，42例（38%）以多形核细胞（polymorphs）为主，7例（6.3%）以嗜酸性粒细胞为主，1例（0.9%）隐窝结构正常，30例（28%）杯状细胞正常。病理学检查时，应注意溃疡性结肠炎的非典型表现，以避免误诊。

表 10-1　小儿溃疡性结肠炎的诊断分型

	说明	大体特征	镜下特征
典型		自直肠开始逐渐累及全结肠的连续性病变	结构破坏； 基底淋巴细胞增多； 远端病变严重； 无肉芽肿
非典型	直肠豁免	直肠、乙状结肠未受累	与典型溃疡性结肠炎改变一致，特别是在豁免直肠近端的受累肠段
	病程短	自直肠起的连续病变； 亦可能有直肠豁免的情况	病灶活检中无慢性炎或缺乏结构破坏的表现； 其他特征相同； 通常发生在幼年儿童身上，症状持续时间短
	盲肠斑片样受累	直肠至左半结肠和盲肠区可见炎症，两者之间肠段无异常	与典型的表现一致；盲肠斑片样受累部位的活检可能提示为非典型炎症
	上消化道型	胃部的糜烂或小溃疡，但既不是匍形也不是条形溃疡	弥漫性或局灶性胃炎，无肉芽肿（隐窝除外）
	急性重度结肠炎	自直肠起累及全结肠	可能有透壁性炎症或深部溃疡，其他特征与典型的一致； 淋巴细胞聚集消失，"V"形裂隙样溃疡

参考文献

[1] Levine A, Koletzko S, Turner D, et al. European Society of Pediatric Gastroenterology, Hepatology, and Nutrition. ESPGHAN revised porto criteria for the diagnosis of inflammatory bowel disease in children and adolescents[J]. J Pediatr Gastroenterol Nutr, 2014, 58(6): 795-806.

[2] Magro F, Gionchetti P, Eliakim R, et al. European Crohn's and Colitis Organisation [ECCO]. Third European Evidence-based Consensus on diagnosis and management of ulcerative colitis. part 1: definitions, diagnosis, extra-intestinal manifestations, pregnancy, cancer surveillance, surgery, and ileo-anal pouch disorders[J]. J Crohns Colitis, 2017, 11(6): 649-670.

[3] Shah SN, Amarapurkar AD, Shrinivas N, et al. Atypical histological features of ulcerative colitis[J]. Trop Gastroenterol, 2011, 32(2): 107-111.

天津医科大学总医院肠病管家肠安IBD团队

刘　刚（普外科）　　赵　新（影像科）

宋文静（病理科）　　曹晓沧（消化科）

Case 11

以腹痛为主要表现的肠道溃疡病例多学科讨论

消化内科病史汇报

患者，女性，69岁。主诉：腹痛1月余。于2020年3月收入西京医院消化内科。

既往史：间断发热10余年，曾行皮肤活检示狼疮带阳性，诊断为"系统性红斑狼疮、狼疮性脑病"；高血压3～5年，血压最高达（160～170）/90mmHg；"冠心病、期前收缩"病史数年。现病史：患者于2019年12月突发脑梗死，于某省级医院治疗，遗留四肢肌力异常，并口服"氯吡格雷"2个月，右小腿磕碰后出现充血发紫，逐渐坏死（见图11-1）。2020年2月，出现两次腹痛、呕吐，外院行腹部立位X线检查提示肠梗阻，予以胃肠减压、灌肠等。胃镜检查诊断：①贲门、胃底多发性息肉；②慢性萎缩性胃炎（C1）。结肠镜检查示（见图11-2）：升结肠肛侧、回盲瓣对侧可见弥漫性条状糜烂、充血，横结肠、降结肠可见多发表浅溃疡，乙状结肠距肛门约25～23cm处可见不规则环周隆起伴溃疡，致肠腔狭窄，覆污秽苔，结肠镜身不能通过，换用胃镜可通过。直肠距肛门约15cm处可见环周溃疡及不规则隆起致肠腔狭窄，表面附着污秽苔，触之易出血，镜身通过有阻力。内镜诊断：①结肠多发性溃疡伴糜烂；②乙状结肠、直肠隆起性病变伴肠腔狭窄。病理：（横结肠）黏膜慢性炎症，局灶伴腺瘤样增生，并见少量黏膜深部至黏膜下层组织血管纤维增生伴较多嗜中性粒细胞浸润；（乙状结肠）黏膜慢性炎症伴炎性坏死、肉芽组织形成及腺体增生，炎症细胞浸及肌层；（直肠）炎性肉芽组织伴坏死。外院给予甲强龙40mg/d，静滴1周，腹痛逐渐缓解；改用醋酸泼尼松龙30mg/d，治疗1周，再次出现腹痛反复。为求进一步诊治，来西京医院就诊。

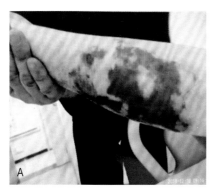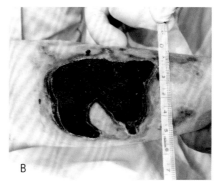

图 11-1 小腿皮损。图 A：早期发紫改变；图 B：局部坏死，出现结痂

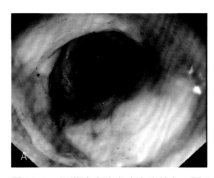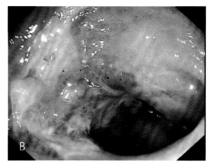

图 11-2 肠道溃疡狭窄（治疗前）。图 A：距肛约 15cm 直肠；图 B：乙状结肠

入院查体：双侧腋窝可触及数个黄豆大小的淋巴结，质地韧，无触痛；四肢可见多发色素沉着，双上臂可见皮肤发紫，右侧小腿背侧可见一大小约 8cm×6cm 的破损，呈黑色，质硬，无痛感，双手关节轻微变形，双上肢肌力约Ⅲ级，双下肢肌力约Ⅱ～Ⅲ级。实验室检查：WBC 4.63×10⁹/L，Hb 99g/L，PLT 181×10⁹/L；ALB 26g/L；D- 二聚体 1.4mg/L；ESR 34mm/h，CRP 2.77mg/L；24 小时尿蛋白 0.4g；大便：潜血阳性，RBC 3/HP，白细胞 1/HP；粪便艰难梭菌阴性；大便培养阴性；免疫球蛋白 IgA 508mg/dL，IgG 1660mg/dL；补体 C₃ 57.7mg/dL，C₄ 12.7mg/dL；ANA1：320 阳性，抗核糖体P蛋白（3＋），抗 ds-DNA、抗磷脂抗体系列、抗 C1q 阴性；淋巴细胞计数 856 个/μL，总 T 细胞计数 600 个/μL；肾功放免五项升高；ANCA 阳性；CMV-IgM 阳性，抗 EBV-IgG 阳性；T-SPOT.TB 阴性；肾功能、术前感染四项、甲状腺功能、铁蛋白、肿瘤系列阴性。胸部CT及肠道双源CT检查提示：肺部多发纤维索条及硬结灶，双侧腋下数枚增大淋巴结，双侧腹股沟区多发增大淋巴结，左下腹部小肠局部梗阻，伴近端空肠扩张积液积气，乙状结肠局限性肠壁增厚（约 0.7cm），炎

性病变可能，肠系膜血管未见异常。因患者直肠狭窄，使用小肠镜经肛进镜：距肛约50cm横结肠可见一处片状黏膜充血糜烂；距肛约35cm降结肠可见一处片状黏膜浅凹陷；距肛约20cm乙状结肠可见一处大片状黏膜凹陷；距肛约15cm可见一处近环周形黏膜凹陷，边界清，病变致管腔狭窄，取材质韧。病理：（降结肠、乙状结肠）慢性活动性肠炎，溃疡形成。超声提示：双侧颈部多发淋巴结，较大约0.5cm×0.3cm。双侧腹股沟区可见肿大淋巴结，较大者1.9cm×0.5cm，2.1cm×0.6cm，形态正常；双侧腋窝可见肿大淋巴结，较大者约2.3cm×0.6cm，2.2cm×0.7cm，可行穿刺活检。进一步行经皮右侧腋窝淋巴结穿刺活检，结果示：淋巴组织增生，考虑反应性增生。双下肢超声：右侧胫后动脉内径细（0.7mm），多发粥样硬化斑块伴血栓形成，致管腔节段性闭塞。双下肢CTA：右侧胫后动脉上段可见钙化斑，管腔轻度狭窄，于右侧腓动脉发出后未见明确显示（闭塞）。

病理科意见

我院及外院结肠镜活检标本均提示慢性活动性肠炎，且经过治疗后，溃疡周边局部上皮和隐窝呈修复和再生性改变，未见明确血管炎改变，未见肉芽肿性病变，未见肿瘤性病变。患者既往间断发热，病程长，影像学提示浅表及腹腔淋巴结轻度肿大，经皮右侧腋窝淋巴结穿刺活检结果示：淋巴组织增生，进一步行免疫组化结果显示CD20、CD3（＋），显示CD20阳性细胞稍占优势表达，CD21显示滤泡网架，EBER（原位杂交）（－），Ki-67（＋，约10%）。加染组化结果：Bcl-2（＋），Pax-5（＋），Bcl-6（－），CD10（－），CD23（显示滤泡网），cyclin D（－），SOX11（－），TdT（－），考虑淋巴结为反应性增生，无恶性淋巴瘤的证据。

影像科意见

结合外院及我院的腹部立位X线及CT检查结果：①肺部多发纤维索条及硬结灶，考虑陈旧性肺结核的可能，无活动性结核菌感染。②双侧腋下及双侧腹股沟区多发增大的淋巴结，结合腋窝淋巴结穿刺结果，目前无淋巴瘤的证据，必要时可行PET-CT进一步鉴别诊断。③患者主诉腹痛，CT提示左下腹部小肠局部梗阻，伴近端空肠扩张积液积气，乙状结肠局限性肠壁增厚（约0.7cm），提示小肠、结肠多节段病变，考虑炎性病变可能，建议结合内镜进一步评估。④肠系膜血管未见明确的血栓及栓塞等相关改变。

外科意见

患者高龄，腹痛，肠镜提示结肠多发溃疡，CT提示小肠、结肠多节段的炎性病变，考虑肠道多节段病变引起不全性肠梗阻。经内科保守治疗，腹痛可缓解，目前无外科急诊手术指征，且手术可能需切除多段肠管，损伤大，加之系统性红斑狼疮、脑梗死的基础疾病，患者长期卧床，一般状况稍差，手术风险高。故建议继续内科保守治疗。

确定诊断

①结肠多发溃疡伴狭窄：系统性红斑狼疮相关性肠炎；②不完全性肠梗阻；③右小腿皮肤破损；④右侧胫后动脉节段性闭塞；⑤系统性红斑狼疮。

治 疗

入院后给予控制饮食、营养支持治疗，给予醋酸泼尼松龙40mg/d，联合注射用环磷酰胺0.4g q2w控制炎症，每晚给予美沙拉秦灌肠液60mL，给予更昔洛韦抗病毒治疗3周。因患者存在结肠溃疡，给予那屈肝素钙注射液0.4mL 1次/日抗凝，硫酸氢氯吡格雷片50mg 1次/日抗血小板治疗，改善小腿局部血管闭塞及血栓形成。同时，小腿破溃处给予隔日换药。

后续随访

2020年5月（出院3个月后）复查结肠镜（见图11-3）：距肛缘约20cm处可见一处大小约1.5cm×2.0cm的黏膜凹陷，覆黄白苔，病变处肠腔略狭窄，内镜可通过；距肛缘约15cm处直肠见一处环周溃疡，覆黄白苔，肠腔狭窄。病理提示：黏膜轻度慢性炎。患者腿部皮肤破损较前缩小（见图11-3）。2020年

10月（出院7个月后）复查结肠镜（见图11-4）：距肛约20cm处肠腔环形狭窄，换用小肠镜进镜至回盲部，距肛约25cm处肠腔多发狭窄，均未见明显糜烂及溃疡。腿部皮肤破损已形成瘢痕愈合（见图11-4）。

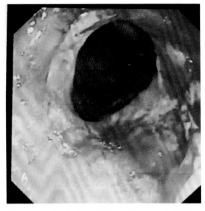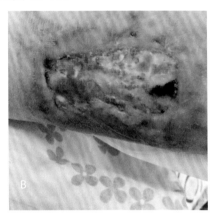

图11-3　激素及环磷酰胺治疗3个月后变化。图A：距肛约15cm直肠，溃疡较前好转；图B：小腿皮肤破损，较前缩小好转

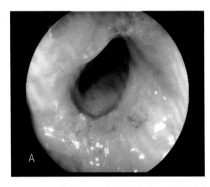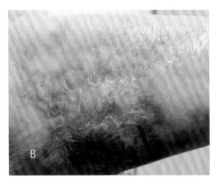

图11-4　激素及环磷酰胺治疗7个月后变化。图A：距肛约15cm直肠，溃疡已愈合，局部狭窄；图B：小腿皮肤破损，已瘢痕愈合

总　结

本病例为肠道多发溃疡引起腹痛、不完全性肠梗阻，患者多次就诊于消化科，最终确诊病因为系统性红斑狼疮累及肠道，腿部皮肤破损亦考虑为系统性红斑狼疮引起的。系统性红斑狼疮并发结直肠溃疡主要与炎症性肠病相鉴别，两者共存的概率极低。若病理检查发现典型血管炎表现及缺血性改变，将有助于诊断。8%～40%的系统性红斑狼疮可累及胃肠道，其发病机制为血管壁免疫复合物沉积、炎症细胞浸润、血管内血栓形成等，可分为狼疮肠系膜血管炎、假性肠梗阻、蛋白丢失性肠病、脂膜炎、炎症性肠病等。临床表现可见恶

心、呕吐、腹痛、腹泻等，严重者可有消化道出血，甚至肠坏死、肠穿孔等急腹症。实验室诊断无特异性血清标志物和特异性自身抗体，内镜检查可显示黏膜缺血或溃疡改变，病理多表现为慢性非特异性炎症，黏膜层组织对诊断的价值并不高，黏膜下层的活检标本不易获取。常见CT表现为肠扩张、局部或弥漫性肠壁增厚、肠壁异常强化（双晕征或靶征）、肠系膜水肿、肠系膜血管充盈（梳状征）和腹水；肠壁厚度＞9mm的患者更容易复发。治疗以控制系统性红斑狼疮疾病活动为主：对轻中度患者，予以糖皮质激素 1 ～ 2mg/（kg·d）；对重症患者，予以糖皮质激素冲击治疗（0.2 ～ 0.5g/d，连用 3 ～ 5d）；对复发性和糖皮质激素疗效不佳者，建议早期使用免疫抑制剂（如静脉注射环磷酰胺）或生物制剂（利妥昔单克隆抗体）治疗，维持治疗可给予糖皮质激素联合免疫抑制剂（如硫唑嘌呤、吗替麦考酚酯或羟基氯喹等）；另外给予基础支持、对症治疗、抗感染治疗、抗凝治疗等，病情严重者给予丙种球蛋白、血浆置换、免疫吸附等措施。

参考文献

[1] 王红权，詹杰. 狼疮肠系膜血管炎的研究进展[J]. 中华风湿病学杂志，2017，21（7）：492-495.

[2] Huang DF, Chen WS. Lupus-associated intestinal vasculitis[J]. N Engl J Med, 2009, 361(3): e3.

[3] Janssens P, Arnaud L, Galicier L, et al. Lupus enteritis：from clinical findings to therapeutic management[J]. Orphanet J Rare Dis, 2013, 8(1): 1-10.

空军军医大学第一附属医院西京医院

刘真真　刘　欢　梁　洁

Case 12

多发性骨髓瘤消化道受累病例多学科讨论

消化科病史汇报

患者，女性，63岁，因"腹痛、便血3周"于2020年4月20日入院。

患者3周前无诱因出现腹痛、便血，便次为1~2次/天，解黄色软便，便中有暗红色血，量约30~50mL，不与便混，便血前下腹绞痛、坠胀，便后半小时缓解，伴食欲下降、乏力。当地医院查血常规提示正细胞正色素性贫血；粪便常规提示大量红白细胞；腹盆增强CT提示横、降、乙状结肠管壁环形增厚及周围渗出，考虑炎性病变；胃镜示胃多发溃疡伴出血、结节状不平，十二指肠球部血疱；病理提示胃黏膜轻度活动性炎及慢性炎；结肠镜见横结肠、降结肠、乙状结肠黏膜充血、水肿、糜烂、出血及血疱形成，炎症性肠病可能；肠镜病理提示结肠黏膜慢性炎。予以奥美拉唑、美沙拉秦、头孢西丁治疗，便血较前减少，约4~5天一次，腹痛减轻。病来，患者小便正常，体重下降5kg。既往史：2010年诊断高血压病，规律用药，血压控制可；2019年12月发现血脂升高。1980年因宫外孕行开腹右侧输卵管切除术；2011年行甲状腺左叶切除术。查体：生命体征平稳，贫血貌，口腔右侧颊黏膜可见一0.5cm×0.5cm紫红色血疱，舌体无胖大，可见齿痕；心肺腹查体无殊，肛诊未触及异常，退指指套见少量暗红色血。

入院后完善血常规：WBC $4.69×10^9$/L，NEUT% 64.6%，HGB 79g/L，PLT $205×10^9$/L；肝肾全：LDH 306U/L，余正常；血涂片见红细胞大小不等，部分形态不规则；$β_2$MG 6.0mg/L；血清蛋白电泳：M蛋白% 3.0%，M蛋白1.90g/L；血清免疫固定电泳：κ（+）；血清游离轻链：sFLC-κ 8550.0mg/L，sFLC-λ＜4.60mg/L；尿蛋白定量＋电泳：U-Pro 3005mg/L，异常轻链80.9%；尿免疫

固定电泳：F-κ（＋）；24 小时尿 M 蛋白：2389mg。骨髓涂片见骨髓瘤细胞占 27.5%，红细胞"缗钱"状排列；诊断多发性骨髓瘤。PET-CT 提示横结肠、降结肠及乙状结肠肠壁增厚，代谢增高（SUV_{max} 6.8），炎性病变可能；全身骨骼未见明确溶骨性病变或异常代谢增高灶。复查胃镜见胃多发溃疡并黏膜病变；结肠镜见结肠多发血疱、溃疡性病变。病理示胃、结肠黏膜下层见均匀粉染物质沉积，刚果红染色（＋），符合淀粉样物质沉积（见图 12-1 和图 12-2）。诊断多发性骨髓瘤（D-S ⅢA 期，ISS Ⅲ 期，R-ISS Ⅲ 期），转入血液科后续治疗。

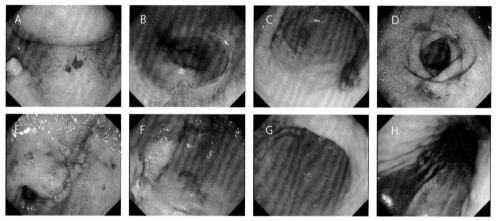

图 12-1　胃镜可见胃体、胃窦、十二指肠多发溃疡及隆起性黏膜病变，表面充血、出血明显。图 A：上腭；图 B：齿状线；图 C：胃体；图 D：十二指肠降部；图 E 和图 F：胃窦；图 G 和图 H：胃体

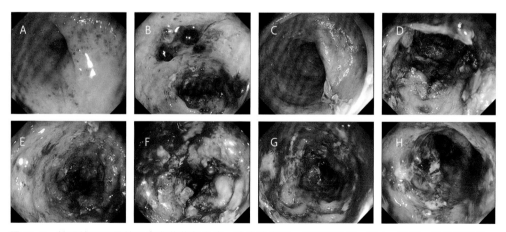

图 12-2　结肠镜下可见结肠多发蓝紫色血疱、溃疡性病变，伴新鲜出血。图 A：直肠；图 B 和图 C：乙状结肠；图 D～图 F：降结肠；图 G 和图 H：横结肠

病理科意见

该患者胃肠镜下黏膜活检病理表现存在共性；普通光镜下，胃、肠多部位活检黏膜可见轻度慢性炎及活动性炎；典型表现为黏膜下层见均匀粉染物质沉积，进一步特殊染色提示刚果红（＋），醇化刚果红（＋）；原位杂交结果：κ-ISH（－），λ-ISH（－）；病变符合淀粉样物质沉积。

血液科意见

患者以便血起病，实验室检查提示M蛋白 1.90g/L，sFLC-κ 8550.0mg/L，sFLC-λ＜4.60mg/L；24 小时尿M蛋白定量测定 2389mg；骨髓穿刺示骨髓瘤细胞占 27.5%，骨髓浆细胞比例＞10%，异常/正常游离轻链比值＞100，多发性骨髓瘤诊断明确。

受累系统评估方面，患者无明显高钙血症，肾功能正常，全身骨骼未见明确溶骨性病变或异常代谢增高灶。患者贫血，考虑与多发性骨髓瘤相关，因其铁四项不提示缺铁性贫血，虽有消化道出血病史，但便血量与贫血程度不匹配。此外，患者胃镜示多发溃疡并黏膜病变，结肠镜示多发血疱溃疡性病变，胃肠镜病理提示病变符合淀粉样物质沉积，为多发性骨髓瘤（multiple myeloma，MM）继发消化道淀粉样变所致。

病情评估方面，患者肾功能正常，HGB＜85g/L，D-S分期为ⅢA期，β_2MG2 6.0mg/L，ISS分期为Ⅲ期，结合患者LDH升高，故R-ISS分期为Ⅲ期，总体预后不佳。

治疗方面，本病例为高危患者，可使用VRD方案，具体：硼替佐米 2mg（1.3mg/m^2）皮下注射（d1，d8，d15，d22），来那度胺 25mg qn（d1 － d21），地塞米松 20mg（d1，d8，d15，d22；因消化道出血减量）。患者以消化道出血起病，警惕消化道大出血。

最终诊断

多发性骨髓病（R-ISS Ⅲ期）。

系统性淀粉样变。

后续随访

患者VRD[硼替佐米 2mg 皮下注射（d1，d8，d15，d22），来那度胺 25mg po qn（d1—d21），地塞米松 20mg po（d1，d8，d15，d22）]方案治疗，2 个疗程后腹痛、便血缓解。

总　结

本病例为老年女性患者，急性病程，临床以腹痛、便血起病，症状具有缺血性肠病特点，实验室检查示正细胞正色素性贫血，血色素下降与消化道出血量不相平行；内镜提示消化道较广泛受累，表现为血疱、溃疡形成，首先考虑系统性疾病的消化道受累，如淀粉样变性、系统性血管炎以及多种病因所致的肠道缺血性疾病等。由此思路进行相应辅助检查，最终明确诊断多发性骨髓瘤、淀粉样变、消化道受累。淀粉样变性是指具有 β 片层结构且刚果红染色（＋）的淀粉样纤维结构物质在细胞外沉积而导致的一组疾病。其机制为异常的蛋白前体形成一种中间体，聚集沉积为淀粉样蛋白间质纤维，无法正常溶解而沉积在细胞外基质，对细胞和组织具有毒性，导致广泛器官功能障碍。根据淀粉样纤维丝形成的前体蛋白类型，淀粉样变性可分为系统性轻链（amyloid light-chain，AL）型淀粉样变性、淀粉样 A 蛋白（amyloid protein A，AA）型淀粉样变性、遗传性淀粉样变性等。AL 型淀粉样变性是浆细胞单克隆增生，所产生的免疫球蛋白轻链的蛋白质发生沉积。在西方国家，AL 型淀粉样变性的发病率为每年每百万 9.7 ～ 14.0 例；在我国，AL 型淀粉样变性呈逐年上升趋势，但尚无大规模流行病学数据。其可累及心、肾、肝、舌、胃肠道、皮肤及神经系统等。诊断可行受累器官组织病理活检并刚果红染色。胃肠道淀粉样变性在AL 型淀粉样变性（1%）中罕见，可表现为出血、腹痛、腹泻、吸收不良、假性肠梗阻等。内镜下主要表现为黏膜溃疡、糜烂及红斑，黏膜下血肿、血疱。本病例以消化道症状为突出表现，提示在鉴别诊断消化道疾病时，既要考虑消化道本身疾病，又需要考虑系统性疾病的消化道受累，从症状、实验室检查和影像检查等资料的特点出发，经过综合总结及辩证分析，最终明确诊断。

参考文献

[1] 刘继喜，刘芳，史艳芬，等. 消化道淀粉样变性患者 17 例临床及内镜特征分析 [J]. 疑难病杂志，2017，16（1）：84-86.

[2] Choi JH, Ko BM, Kim C, et al. A Case of localized amyloid light-chain amyloidosis in the small intestine[J]. Intest Res, 2014, 12(3): 245-250.

[3] Quock TP, Yan TJ, Chang E, et al. Epidemiology of AL amyloidosis: a real-world study using US claims data[J]. Blood Advances, 2018, 2(10): 1046-1053.

北京协和医院

石钰洁　李　玥

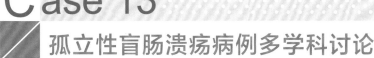

Case 13
孤立性盲肠溃疡病例多学科讨论

患者女，64 岁。主诉：间断右下腹痛 20 余年，加重 1 年。

现病史：患者于入院前 20 年，无明显诱因间断出现右下腹隐痛，下午为著，无发热、盗汗，无黏液脓血便，就诊于乡医服用西药（具体不详）后症状仍间断出现。

于入院前 1 年，患者自觉右下腹部包块，直径约 2 ~ 3cm，有间断右下腹痛，伴脐周隐痛，活动后加重，未就医。

于入院前 6 个月，患者自觉全腹隐痛，伴手指关节疼痛，无发热、盗汗，无黏液脓血便，无皮疹，至外院就诊，查肠镜，考虑"溃疡性结肠炎"。予以美沙拉秦等治疗后，自觉腹痛、腹部包块较前改善。

入院前 3 个月，患者就诊于外院，复查肠镜，继续予以美沙拉秦等口服。后患者症状未见好转，遂就诊于我院消化科，予以肠内营养、美沙拉秦、益生菌。查肠镜示回盲部巨大溃疡。PET-CT 示回盲部肠壁增厚，代谢增高，考虑恶性病变不能除外。现为进一步诊治，收入普外科治疗。患者自本次发病以来，精神尚可，睡眠欠佳，食欲正常，大便如常，1 次/天，黄色软条便，小便如常，体重近两年下降 2kg。

既往史：慢性胃炎病史 2 年，无其他慢性病病史；无乙肝、结核等传染病病史；无手术、外伤、输血史；无食物、药物过敏史；预防接种史不详。

查体：T 36.2℃，P 64次/分钟，R 20次/分钟，BP 100/63mmHg，BMI 17.58kg/m²。患者神志清醒，对答切题，查体合作。皮肤、黏膜无黄染，无肝掌，无蜘蛛痣，无贫血貌。全身浅表淋巴结无肿大。无巩膜黄染，口唇红润。颈软，颈静脉无怒张，肝颈静脉回流征阴性。双侧甲状腺无肿大。双肺呼吸音粗，未闻及干湿啰音。心率 64 次 / 分钟，心律齐，无病理性杂音。腹壁柔软，右下腹及脐周有压痛，无反跳痛，肝脾肋下未触及，未触及腹部包块。无肝区叩击痛，无肾区叩击痛，移动性浊音（－）。四肢活动自如，双下肢无水肿。生理反射存在，病理反射未引出。

实验室检查：血常规：WBC 6.97×10^9/L，RBC 4.07×10^{12}/L，Hb 110g/L；凝血功能：D- 二聚体 569ng/mL，肝功能、肾功能、电解质、肿瘤标记物、游离 T_3、T_4（－）；便常规＋潜血：（－）；免疫全项＋风湿抗体：ANA（＋）1∶80，ANCA-P 弱阳性；炎症指标：CRP 2.52mg/L；红细胞沉降率 20mm/h；粪便钙卫蛋白 100.0μg/g；感染指标：肝炎全项（－），巨细胞病毒（－），细小病毒（－），EBV（－），结核抗体（－），T-SPOT（－），结肠组织 X-pert（－）；食物不耐受 IgG 抗体（－）。

肠镜（2020 年 5 月，外院）：回盲部可见一肿物，表面巨大溃疡伴污秽苔，占据管腔一周，溃疡基底凹凸不平，周围黏膜呈结节样隆起，肠壁僵硬，蠕动差，肿物质硬，触之易出血；直肠黏膜散在充血水肿伴出血点。

病理结果：（回盲部）黏膜急慢性炎症，部分组织挤压，可见淋巴组织增生，另见炎性渗出坏死，符合溃疡性病变，CD20$^+$、CD3$^+$、CK 相应细胞阳性。

肠镜（2020 年 8 月，外院）：回盲部黏膜凹凸不平，表面增生改变，充血水肿伴糜烂、溃疡，覆白苔，病变侵及 3/4，活检，弹性差，易出血；直肠黏膜轻度充血。病理结果：（回盲部）黏膜急慢性炎症伴糜烂。

肠镜（2020 年 11 月，我院）：肠腔末端可见环周巨大溃疡，表面覆污秽苔，无法继续进镜观察，活检质脆，易出血（见图 13-1）。

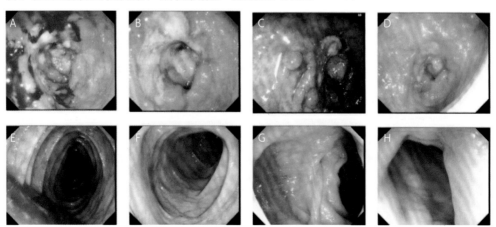

图 13-1　结肠镜检查所见末端肠段（图 A ～图 D）以及升结肠以远至肛门（图 E ～图 H）

病理：（结肠，90cm）黏膜急慢性炎症细胞浸润，并见少量炎性肉芽组织，固有层淋巴组织增生伴淋巴滤泡形成。

入院诊断

1.回盲部肿物（恶性肿瘤？炎症性肠病？）。
2.慢性胃炎。

诊治经过

外科手术：患者于全麻下行腹腔镜探查，术中见：盆腹腔无腹水，腹膜网膜无种植，肝、脾、胆囊、胃及小肠未及肿物；回盲部质硬包块状，肠壁增厚，活动度尚可，末端回肠轻度扩张，肠壁增厚，余结肠未见明显异常。遂行腹腔镜辅助右半结肠切除，末端回肠-横结肠吻合。

手术标本：见盲肠一大小为$2cm \times 2cm \times 1cm$的溃疡，周围肠壁增厚。

病理诊断：①回盲部炎性溃疡，溃疡周边及基底肠壁全层慢性炎症伴显著纤维化，间质多灶性淋巴组织增生伴淋巴滤泡形成，肌间神经纤维及神经节细胞增生，黏膜隐窝结构尚规则，未见肉芽肿；免疫组化染色示CD20、CD3、CD138和CD68相应B、T淋巴细胞、浆细胞和组织细胞阳性，$IgG_4/IgG < 40\%$，建议结合临床首先除外克罗恩病，考虑孤立性盲肠溃疡（solitary cecal ulcer）的可能性。②肠系膜淋巴结（17枚）反应性增生。③慢性阑尾炎。

最终诊断

孤立性盲肠溃疡。

影像学意见

CTE示回肠末段、盲肠及部分升结肠壁厚，黏膜强化、局部欠规整，系膜血管增粗、增多，考虑炎症性肠病（见图13-3和图13-4）。而PET-CT示回盲部肠壁增厚，代谢增高，考虑恶性病变不能除外。

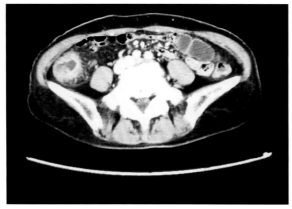
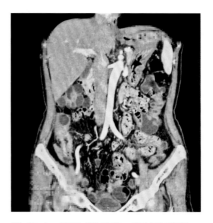

图 13-3　增强 CT 检查：升结肠肠壁增厚，明显分层强化，系膜血管增多、增厚

图 13-4　增强 CT 检查：冠状位重建

病理科意见

　　送检末段回肠、盲肠、部分结肠及阑尾标本，回肠长 2.5cm，结肠长 8cm，于回盲部见一溃疡，大小为 2cm×2cm×1cm，周围肠壁增厚。镜下：回盲部炎性溃疡，溃疡周边及基底肠壁全层慢性炎症伴显著纤维化，间质多灶性淋巴组织增生伴淋巴滤泡形成，肌间神经纤维及神经节细胞增生，黏膜隐窝结构尚规则，未见肉芽肿，未见血管炎；慢性阑尾炎。考虑孤立性盲肠溃疡。手术病理见图 13-2。

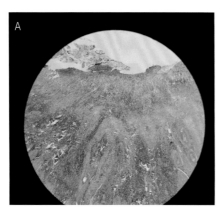
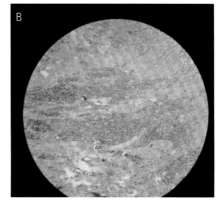

图 13-2　手术病理所见。图 A：显示溃疡深达固有肌层，固有肌间多片状慢性炎性细胞浸润（×40）；图 B：溃疡深部肌间多片状淋巴细胞和浆细胞浸润（×100）

总 结

本病例为老年女性患者，慢性右下腹痛伴腹块，红细胞沉降不快，CRP轻度升高，粪便钙卫蛋白不高，ANCA-p弱阳性结核系列（一），病毒（一）。全腹增强CT示回肠末段、盲肠及部分升结肠壁厚，黏膜强化；结肠镜示回盲部巨大溃疡；病理示非特异性炎症。予以美沙拉秦口服治疗，症状缓解，但结肠镜示病变范围进展，且PET-CT检查考虑不除外回盲部恶性病变。遂行腹腔镜辅助右侧结肠切除，末端回肠-横结肠吻合。结合术中所见及术后病理，考虑孤立性盲肠溃疡。

孤立性盲肠溃疡是一组原因不明的罕见疾病，可能与使用非甾体类抗炎药、局部缺血、CMV感染、神经营养障碍、血管栓塞、肠道内毒素等有关，特别是非甾体类抗炎药，但其相关性仍不明确。孤立性盲肠溃疡最初于1832年由Crureilhier报道。2011年，Ong等报道了10例孤立性盲肠溃疡病例，并将该病命名为孤立性盲肠溃疡综合征，至今报道的病例不过200余例。1992年，日本的Sato等报道2岁女童发病并穿孔1例，是目前孤立性盲肠溃疡发病年龄最小的报道。其发病男女比例相当，发病午龄多在21～73岁，呈急性或慢性起病，可持续数小时至数年。其最常见症状为右下腹痛，可被误诊为阑尾炎；其次为便血；也可表现为发热、腹泻、便秘、腹块。通过腹部CT检查往往仅能发现末端回肠、回盲部和（或）升结肠肠壁增厚及炎性改变，其有时难以与恶性肿瘤相鉴别。通过肠镜检查，可见溃疡常位于盲肠对系膜缘，单发，溃疡直径在0.5～5cm不等，界限清晰。但仅凭结肠镜下形态学肉眼观察，误诊率相当高，其常被误诊为克罗恩病、肠结核等。在结肠镜下，有的慢性溃疡由于明显的浆膜下水肿及肠腔瘢痕性狭窄，可表现假肿瘤样征象。肠镜病理常提示非特异性炎症。如若不能排除恶性肿瘤，出现穿孔、出血、保守治疗症状无好转等状况，应采取手术治疗。术式多选择右半结肠切除，也可视情况行回盲部切除、盲肠切除或病理活检并穿孔修补。术后病理常提示溃疡基底为肉芽组织，有炎症细胞浸润（包括淋巴细胞、巨纤维细胞、嗜酸性粒细胞等），表现为急性和慢性炎症，溃疡周围黏膜仅表现为反应性上皮改变，溃疡深浅不一。

总之，孤立性盲肠溃疡是一种罕见疾病，病因不明且诊断需建立在排除炎症性肠病、肠道感染性疾病、白塞病、恶性肿瘤等基础上。

参考文献

[1] González-Urquijo M, Rojas-Méndez J, Tijerina-Gomez LO. Solitary ulcer in cecum, mimicking a carcinoma: a Case report[J]. Ann Med Surg (Lond), 2017, 21: 45-48.

[2] Ong J, Lim KH, Lim JF, et al. Solitary caecal ulcer syndrome: our experience with this benign condition[J]. Colorectal Dis, 2011, 13(7): 786-790.

[3] Sran H, Sebastian J, Doughan S. Laparoscopic' sleeve' caecectomy for idiopathic solitary caecal ulcer mimicking appendicitis[J]. BMJ Case Rep, 2015, 2015: bcr2015211058.

天津医科大学总医院肠病管家肠安IBD团队

刘　刚（普外科）　赵　新（影像科）

宋文静（病理科）　曹晓沧（消化科）

Case 14

肠系膜动静脉肌纤维发育不良引起的肠道溃疡病例多学科讨论

消化科病史汇报

患者，男性，45岁，媒体工作者。反复贫血，间断中下腹痛17年。

2002年体检血常规提示中度贫血，血液科就诊，骨髓穿刺（－），完善相关检查，考虑溶血性贫血可能，具体报告已丢失。间断中下腹痛，大便不成形，偶色深，1～3次/天，外院多次查粪OB＋～＋＋，胃镜及肠镜未见明显异常。予以口服强的松30mg qd治疗后，腹痛及贫血有所缓解，停药后再次发作。

2007年至上海某著名血液科就诊，行骨髓穿刺、溶血全套等相关检查，未见溶血性贫血相关证据，行胶囊内镜检查提示回肠多发溃疡。

患者曾经多次入住多家医院。2007年第1次住院，患者神清，贫血貌，对答切题；双肺呼吸音清，未闻及干湿性啰音；心律齐，各瓣膜听诊区未闻及杂音；腹平坦，腹部软，脐周轻压痛，无反跳痛，移动性浊音阴性；肝脾肋下未及，全腹未及包块；肠鸣音正常；双下肢无水肿。患者当时体重63kg，身高174cm，BMI 20.81kg/m^2。无口腔溃疡、肛周肿痛，无皮肤、关节、眼部等异常表现。既往史、个人史、家族史无殊。

2012年8月第2次入院。

5年间，患者反复腹痛，再发重度贫血，血红蛋白56 g/L，粪OB＋。硫唑嘌呤使用数月后，白细胞计数低；停止使用后，恢复正常。间断使用铁剂＋美沙拉秦治疗，血红蛋白曾恢复正常。腹痛不剧烈，经过对症治疗后可缓解。

2015年第3次入院，使用沙利度胺治疗。因沙利度胺有神经毒性副作用，

3个月后停用，用美沙拉秦维持治疗，仍反复腹痛、贫血，建议患者手术治疗。

2015年2月4日，磁共振小肠成像提示小肠梗阻，再次建议患者手术治疗，仍不考虑，更换他克莫司3mg bid po治疗，同时用异烟肼预防结核。

2019年5月，腹痛、贫血再发。使用他克莫司自觉无效自行停用，间断使用铁剂＋美沙拉秦。

2007年第1次内镜检查：完善胃镜及肠镜检查未见明显异常。经肛小肠镜：小肠结构变形伴狭窄，狭窄处黏膜充血，见数个溃疡，形状不规则，最大约1.2cm×1.2cm，覆白苔（见图14-1）。诊断：回肠中段多发溃疡伴狭窄。病理：（回肠）黏膜轻-中度慢性活动性炎症，另见少量炎性渗出。

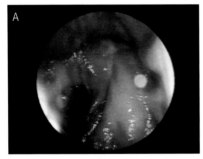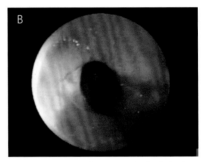

图14-1 经肛小肠镜：小肠结构变形伴狭窄，狭窄处黏膜充血，见数个溃疡（图A），形状不规则，最大约1.2cm×1.2cm（图B），覆白苔，诊断为回肠中段多发溃疡伴狭窄

2012年第2次入院实验室检查：红细胞沉降率（ESR）5mm/h；CRP 0.55mg/L；WBC $5.85×10^9$/L，嗜中性粒细胞百分比64.6%，Hb 67g/L（↓），PLT $162×10^9$/L。肝功能：白蛋白39.5g/L，球蛋白22.9g/L，前白蛋白248.70mg/L，丙氨酸氨基转移酶9U/L，天门冬氨酸氨基转移酶12U/L（↓），GGT 43.00U/L，总胆红素5.9μmol/L。T-SPOT阳性，A＞10，B＞40。其他肿瘤、风湿免疫、传染指标均为阴性。第2次入院后进行了抗结核治疗。

2019年5月，腹痛，贫血再发。血常规：WBC $3.53×10^9$/L，PLT $154×10^9$/L，Hb 47g/L；红细胞沉降率（ESR）9mm/h；CRP 2.28mg/L。肝功能：白蛋白40.6 g/L，前白蛋白233mg/L，ALT 7U/L，AST 10U/L，GGT 28U/L，LDH 88U/L，总胆红素5.5μmol/L。

2019年胶囊内镜：回肠中远段见多发黏膜环形溃疡，溃疡表面覆白苔，周围黏膜充血水肿，一处环形溃疡至肠腔狭窄，伴近端肠腔扩张，胶囊勉强通过。

影像科意见

2007 第 1 次入院：腹部增强CT提示，右腹部分小肠壁显示增厚（较弥漫），盲、升结肠内小钙化；肛周B超示肛门左侧低回声，瘘管形成可能；胸片（－）。2012 年 8 月第 2 次入院：磁共振小肠成像提示中上腹局部回肠肠壁增厚伴肠腔狭窄，近端回肠肠腔扩张，但病变弥散受限不明显，考虑慢性纤维化所致改变的可能（见图 14-2）。肺部高分辨率CT示右肺上叶纤维、结节灶伴局部胸膜增厚，考虑偏陈旧性TB病灶。2015 年第 3 次入院：右下腹局段回肠肠腔不规则扩张，提示远端存在梗阻，但肠壁增厚伴强化程度较轻，考虑慢性纤维化所致改变的可能性较大。

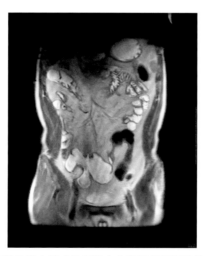

图 14-2　2012 年 8 月磁共振小肠成像提示中上腹局部回肠肠壁增厚伴肠腔狭窄，近端回肠肠腔扩张，但病变弥散受限不明显，考虑慢性纤维化所致改变的可能

2019 年 5 月磁共振小肠成像提示：右下腹局段回肠肠腔不规则扩张，伴肠壁轻度增厚，目前暂未见明确的活动性肠壁炎症影像学依据；肛管左侧纤维瘢痕影（见图 14-3）。

影像科认为该患者虽然已经按照克罗恩病治疗了一段时间，但是克罗恩病依据不足，应该考虑血管性疾病。同时，对于肠道梗阻，无论使用何种药物治疗均难以缓解，建议手术治疗。

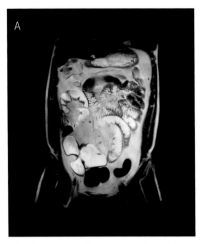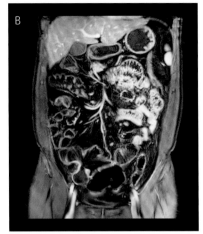

图14-3　2019年5月磁共振小肠成像提示右下腹局段回肠肠腔不规则扩张，伴肠壁轻度增厚，目前暂未见明确的活动性肠壁炎症影像学依据；肛管左侧纤维瘢痕影
图A：矢状位；图B：冠状位

病理科意见

建议手术后病理再次读片。

外科意见

建议手术。

后续随访

▶ 手术后外科讨论

2019年5月29日，行小肠部分切除术：近端小肠，距回盲部1.5m见小肠炎性纤维狭窄环，近端小肠肠壁水肿，肠腔局部扩张形成假性憩室，病变处小肠系膜水肿严重，探查腹腔内余脏器未见明显异常。切除病变近远端肠段各5cm，近、远端肠段行侧侧吻合。术后随访转归（2019年10月29日）：血常规检查，WBC 4.89×10^9/L，PLT 108×10^9/L，Hb 154g/L。粪常规＋OB、尿常规（－）；红细胞沉降率3mm/h；CRP ＜ 0.05mg/L。肝功能：白蛋白41.7 g/L，前白蛋白334.6mg/L，ALT 46U/L，AST 35U/L，GGT 30U/L，LDH 80U/L，总胆红素7.8μmol/L。

▶ **手术后病理科讨论**

　　手术后病理检查部分小肠切除标本（长10cm）病理切片8张。发现小肠黏膜下层、系膜侧和系膜根部见大量管壁增厚/管腔狭窄的中小动、静脉。上述血管壁有不同程度的内膜、中膜和外膜纤维性增生、增厚，中膜平滑肌纤维环形/偏心性增生，血管周围无明显炎症。小肠黏膜弥漫性缺血，伴有多发性浅溃疡（切片上至少有2处），部分溃疡为出血性。局部异生血管明显增多，穿透固有肌层，该处平滑肌束不完整伴系膜脂肪组织穿入，似乎肠壁有穿透改变。溃疡边缘肠黏膜轻度肠炎伴有多灶性幽门腺生化。根据上述手术标本病理表现，考虑为肠系膜动静脉纤维发育不良/肠系膜动静脉异生（见图14-4）。

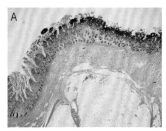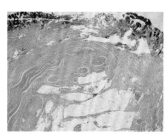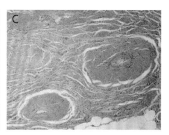

染色:HE 2×10 #C 黏膜缺血/肠炎　　染色:HE 2×10 #B 异生血管　　染色:HE 10×10 #B 异生血管

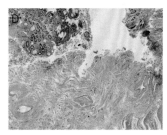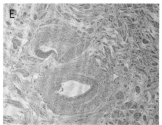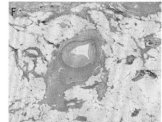

染色:HE 4×10 #E 溃疡及其周围　　染色:HE 10×10 #E 异生血管　　染色:HE 4×10 #B 异生血管

图14-4　手术后病理表现为小肠黏膜下层、系膜侧和系膜根部大量管壁增厚/管腔狭窄的中小动、静脉。上述血管壁有不同程度的内膜、中膜和外膜纤维性增生、增厚，中膜平滑肌纤维环形/偏心性增生，血管周围无明显炎症。小肠黏膜弥漫性缺血，伴有多发性浅溃疡（切片上至少有2处，图A），部分溃疡为出血性。局部异生血管明显增多，穿透固有肌层，该处平滑肌束不完整伴系膜脂肪组织穿入（图B～图F）。溃疡边缘肠黏膜轻度肠炎伴有多灶性幽门腺生化（图D）。根据上述手术标本病理表现，考虑为肠系膜动静脉纤维发育不良/肠系膜动静脉异生

▶ **手术后影像科讨论**

　　2019年10月31日，磁共振小肠成像显示：部分小肠切除术后，未见明确的肠道器质性病变影像依据（见图14-5）。

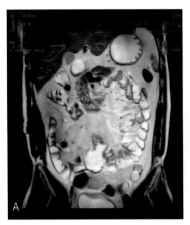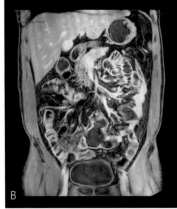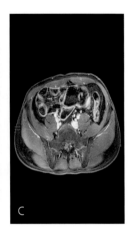

图 14-5　2019 年 10 月 31 日手术后复查磁共振小肠成像：部分小肠切除术后，未见明确的肠道器质性病变影像依据。图 A：矢状面；图 B：冠状面；图 C：轴位

总　结

该患者为中年男性，反复贫血，腹痛，小肠镜及胶囊内镜见多发小肠溃疡。初期诊断为克罗恩病，用过激素、免疫抑制剂、生物制剂等治疗，疗效不好，仍有症状反复发作，有局限性病灶严重影响患者生活质量，该患者如依从性较好，早期通过手术治疗解决病灶的同时明确诊断，则其生活质量可以得到早期改善。后续经过放射科团队提示非克罗恩病、外科团队手术治疗、病理团队确诊，这些都是 IBD-MDT 团队一体化合作的重要保障。

参考文献

[1]　Chavarria H, Yang Y, Platero T, et al. Mesenteric arteriovenous dysplasia/vasculopathy mimicking Crohn's disease: a Case report[J]. Rev Esp Patol, 2021, 54(1): 17-21.

[2]　Du S, Yang S, Jia K, et al. Fibromuscular dysplasia of mesenteric arteries: a rare cause of multiple bowel resections—a case report and literature review[J]. BMC Gastroenterol, 2021, 21(1): 133.

上海交通大学医学院附属仁济医院

徐锡涛

Case 15

继发性免疫缺陷病病例多学科讨论

消化科病史汇报

患者，女性，51 岁，农民。主诉：反复腹痛伴腹泻 2 个月。2014 年 8 月，全家共同进食不洁食物后同时出现腹痛、腹泻症状，但该患者症状较其他家庭成员更重，同时伴发热，热峰 39.1℃。就诊于当地医院诊断为"急性胃肠炎"，并予以 3 周抗感染治疗，症状仍未见明显改善。进一步行结肠镜检查示横结肠中段及其远侧肠端肠黏膜充血、粗糙、糜烂，见大片地图样浅溃疡，表面大量脓苔，直肠距肛 5cm 以下无殊。内镜诊断为溃疡性结肠炎（ulcerative colitis, UC），同时查粪艰难梭菌（＋）、白色假丝酵母菌（＋），临床诊断为溃疡性结肠炎合并机会感染。遂给予甲强龙、美沙拉秦抗炎，同时予以万古霉素、氟康唑抗感染治疗 1 个月后，患者症状略有好转。2014 年 9 月，患者转至上海交通大学医学院附属瑞金医院消化科就诊，并被收治入院。

入院后查体：T 36.4℃，P 91 次/分钟，R 20 次/分钟，BP 114/78mmHg，体形消瘦（BMI 14.06kg/m^2），贫血貌。腹平软，左下腹轻压痛，肠鸣音 10 次/分钟，未触及肿块，Murphy 征（－），移动性浊音（－）。肝肾区叩击痛（－）。

化验检查：WBC 7.28×10^9/L，N% 61.7%，Hb 99g/L，PLT 295×10^9/L，总蛋白 58g/L，白蛋白 31g/L，粪隐血试验阳性（＋＋＋），白细胞少量。血抗巨细胞病毒 IgM（＋），粪便白色假丝酵母菌（＋），光滑假丝酵母菌（＋），艰难梭菌（－）。复查结肠镜示距结肠肛门 20cm 开始至 60cm 处见黏膜连续充血糜烂，表面见地图样脓苔附着；距肛门 30cm 处起黏膜明显水肿，表面粗糙，肠腔狭窄；肛管至 20cm 处肠黏膜完好，内镜诊断降乙状结肠溃疡（见图 15-1）。乙结肠活检病理示炎性肉芽组织及变性坏死组织（见图 15-2）。

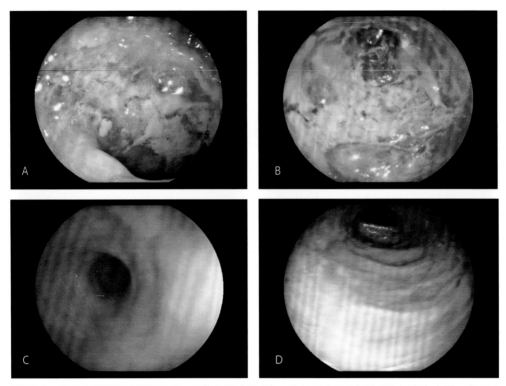

图 15-1　患者入院检查结肠镜影像。乙状结肠（图 A）、降结肠（图 B）黏膜连续充血糜烂，表面见地图样脓苔附着，于乙状结肠活检一块；直肠（图 C）黏膜未见异常；横结肠（图 D）黏膜可见溃疡瘢痕形成

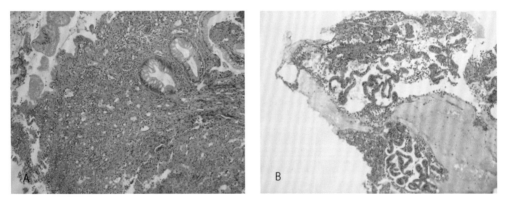

图 15-2　患者入院肠镜乙状结肠活检病理。图 A：黏膜层大量炎症细胞浸润伴小血管增生，小灶炎性坏死，符合炎性肉芽组织表现，符合溃疡改变；图 B：黏膜表面覆炎性坏死增生及炎性渗出物

初步诊断

降乙状结肠溃疡合并多重机会感染。

治疗经过及病情发展

入院后加强营养支持治疗，同时予以庆大霉素、可乐必妥、两性霉素抗感染治疗，膦甲酸钠抗病毒治疗，甲强龙抗炎治疗。1个月后，患者症状有所好转，每日解水样便 4～5 次，偶成形。复查相关指标示：WBC $6.53×10^9$/L，N% 59.9%，Hb 96g/L，CRP 21mg/L，抗巨细胞病毒IgM（＋），血巨细胞病毒DNA（－），粪便真菌（－），粪便艰难梭菌（＋）。血IgG 1490mg/dL，IgA 43mg/dL（↓），IgE＜5.0U/mL，IgM 37mg/dL。多次HIV筛查（－）。PET-CT检查阴性。行骨髓穿刺提示：CD19表达阳性率 3.3%（↓），CD19⁺、CD5⁺表达阳性率 0.7%，外周血CD19⁺ 1.9%（↓）。

第 1 次多学科讨论

▶ 消化内科意见

患者感染后急性起病，虽多次行肠镜检查提示结肠多发溃疡，但直肠始终豁免，这与溃疡性结肠炎内镜下表现特点有不相符之处。此外，病程中予以规范抗炎、抗感染方案治疗后，效果不理想。上述均提示需要进一步严谨地鉴别结肠溃疡性质。患者在病程中存在反复多重肠道机会感染，需进一步评估患者免疫功能及状态。

▶ 病理科意见

患者肠镜活检病理示肉芽组织增生伴大量淋巴细胞、浆细胞、中性粒细胞浸润，组织细胞堆积，表面覆炎性坏死增生及炎性渗出物，未见类上皮细胞结节，未见多核巨细胞，未见真菌霉丝及孢子结构。上述病理特点符合感染性肠炎的病理表现。

▶ 风湿科意见

患者在病程中存在反复多重肠道机会感染，常规抗感染治疗效果不佳，完善相关检查示分化抗原（CD3、CD4、CD8、CD19）指标不同程度下降，IgA水平明显低于正常。进一步完善骨髓穿刺，提示B系相关CD分子表达低下，机体免疫功能存在缺陷。为进一步探究病因，追问病史及完善相关检查，排除HIV、肿瘤、长期化疗药物暴露史等病因，故需要考虑继发性免疫缺陷病的可能。建议在原抗感染治疗的基础上，予以丙种球蛋白（5g/d）调节免疫治疗；此后，每月行一次丙种球蛋白替代治疗（0.1 ~ 0.2g/kg），定期随访评估。

▶ **营养科意见**

患者目前有反复水样泻，进食少量清流质，2 个月内体重下降近 10kg，NRS-2002 评分 4 分，提示蛋白质 - 能量营养不良，有营养支持治疗指征。建议肠内肠外联合营养治疗，这样不仅可改善患者的营养状况，而且有助于减少肠道炎症反应。

治疗经过及病情发展

患者经 6 个月治疗后，腹痛、腹泻症状完全缓解，体重增长 4kg。再次入院复查提示粪便艰难梭菌（－），粪便真菌（－），抗巨细胞病毒IgM（－），巨细胞病毒DNA（－），IgG 1870mg/dL，IgA 46mg/dL（↓），IgE < 5.0U/mL，IgM 71mg/dL；结肠镜复查进镜至乙状结肠黏膜光整，溃疡修复（见图 15-3）。

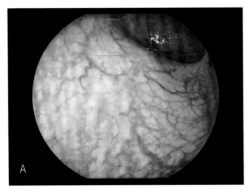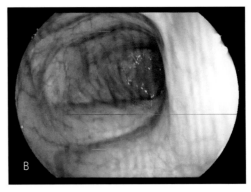

图 15-3　患者治疗 6 个月后的结肠镜影像图。图 A：乙状结肠溃疡愈合，黏膜修复；图 B：降结肠溃疡愈合，黏膜修复

出院后，患者定期接受丙种球蛋白治疗。2015 年 12 月，患者自觉症状好转，自行停止替代治疗。2016 年 3 月，患者腹痛、腹泻症状再发，遂再次至我院就诊。查CRP 2mg/L，WBC 3.59×10⁹/L，N% 43.7%，Hb 107g/L，PLT 173×10⁹/L，IgG 1170mg/dL，IgA 42mg/dL（↓），IgE < 5.0U/mL，IgM 51mg/dL，血抗巨细胞病毒IgM（＋），粪便艰难梭菌（－），粪便真菌（－）。结肠镜复查示降乙结肠多发不规则深凿样溃疡，直肠黏膜完好，诊断结肠溃疡（巨细胞病毒肠炎考虑）（见图 15-4）。降乙结肠活检病理示黏膜急慢性炎。小肠CT示

降乙结肠肠壁增厚，分层强化，局部肠腔狭窄，空肠黏膜皱襞炎性改变（见图15-5）。

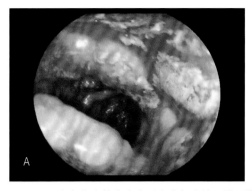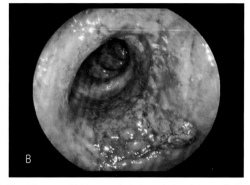

图15-4　患者停止替代治疗后疾病复发结肠镜影像图。图A：乙状结肠肠腔狭窄，狭窄肛侧见深凿样溃疡，表面覆白苔；图B：降结肠肠腔环形狭窄，狭窄近侧端起见黏膜连续水肿、充血、糜烂，表面见地图样污秽苔附着

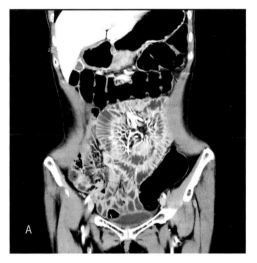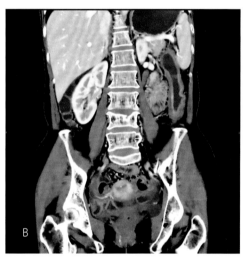

图15-5　小肠CT影像图。图A：空肠黏膜皱襞增多增粗伴血管增粗；图B：降乙状结肠肠壁增厚，分层强化，局部肠腔狭窄

第2次多学科讨论

▶ 消化科意见

　　患者此次因停止丙种球蛋白替代治疗后，腹痛、腹泻症状复发而入院。完善检查提示血巨细胞病毒IgM再次转为阳性，IgA水平低下。结肠镜检查提示巨细胞病毒感染肠炎可能大。综上，考虑停药期间患者肠道巨细胞病毒感染再

发。建议再次联合抗病毒治疗和丙种球蛋白替代治疗，同时加强对患者的疾病教育，提高治疗依从性。

▶ **影像科意见**

患者小肠CT示空肠黏膜皱襞增多、增粗伴血管增粗，符合IgA缺乏引起的空肠黏膜萎缩影像学改变。肠腔内外未见明显异常占位，小肠肠管未见明显异常狭窄或扩张征象。同时，降乙状结肠肠壁增厚，分层强化，局部肠腔狭窄，结合患者病史，考虑免疫缺陷病合并肠道感染引起的肠道改变。

▶ **病理科意见**

患者肠道活检病理示炎性肉芽组织增生伴微脓肿形成，表面覆炎性坏死组织，局灶可见腺体，腺上皮细胞无异型，杯状细胞减少，考虑溃疡性病变，感染可能性大。

疾病转归

经反复宣教后，患者对疾病的重视度提高，接受规律丙种球蛋白治疗，腹痛、腹泻症状再次得到缓解，营养状况改善。2017年7月，患者再次至我院就诊，查粪便艰难梭菌（－），粪便真菌（－），抗巨细胞病毒IgM（－），巨细胞病毒DNA（－），IgG 1880mg/dL，IgA 85mg/dL，IgE < 5.0U/mL，IgM 75mg/dL。结肠镜示肠道黏膜修复，瘢痕形成（见图15-6）。降结肠活检病理示黏膜慢性炎，腺体无异型，间质有少量淋巴细胞、浆细胞及嗜酸性粒细胞浸润（见图15-7）。患者症状缓解，感染控制。同时可见IgA已恢复至正常水平，遂考虑疾病痊愈，终止丙种球蛋白替代治疗。

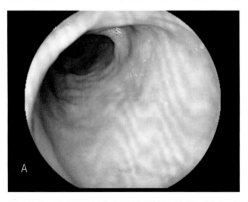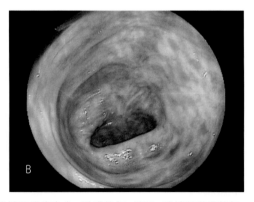

图15-6　患者再次治疗后结肠镜影像图。图A：乙状结肠溃疡愈合，黏膜修复；图B：降结肠黏膜修复，见瘢痕样改变，于降结肠活检一块

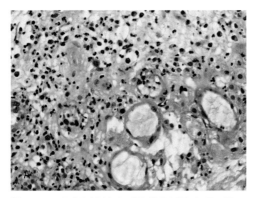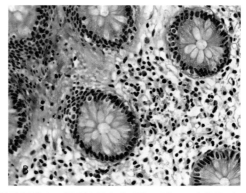

图 15-7 患者再次治疗后降结肠活检病理。图 A：黏膜慢性炎，间质炎性细胞浸润；图 B：腺体规则，腺上皮无明显异型

总 结

溃疡性结肠炎的诊断缺乏金标准，往往需要根据临床表现、实验室检查、内镜检查、影像学检查、病理组织学结果等综合分析，且必须排除感染因素引起的结肠改变。临床上，溃疡性结肠炎需要与感染性结肠炎相鉴别。感染性结肠炎多有流行病学特点，常呈自限性，抗感染治疗有效，病原学检查可确诊。溃疡性结肠炎合并肠道感染多见于重度患者或长期暴露于糖皮质激素、免疫抑制剂的患者，症状可突发加重，实验室检查可协助诊断。分析本例患者为进食不洁食物（感染）后触发的急性发病，虽结肠镜检查提示结肠多发溃疡，但仔细推敲内镜病变特征，发现仍存在不符之处。此后，病理活检、实验室检查与影像学检查均提示肠道存在反复多重的机会感染及免疫缺陷状态。故经多学科讨论，考虑患者系免疫缺陷病所致的肠道机会感染。

继发性免疫缺陷病是由疾病或药物因素作用导致的一种或多种免疫球蛋白数量减少或功能紊乱，常见于药物（65.4%）、自身免疫病（19.2%）、肿瘤（11.5%）及其他疾病（3.8%），临床表现与致病微生物的种类及其感染部位有关，实验室检查以反复致病微生物感染、免疫学指标异常为主要特征，缺乏特异性，早期易被漏诊，从而可能导致严重感染发生率升高。本例患者主要为IgA水平下降。IgA是黏膜免疫系统的优势性抗体，具有抑制微生物黏附及中和毒素等作用。IgA缺乏多见于相关药物使用及感染，造成多种致病微生物增生、肠道炎性损伤及功能紊乱的情况。临床治疗首先应去除诱发病因；在部分情况下，免疫功能可恢复正常。若临床上患者存在持续或反复的严重感染，则应考虑尽早予以有针对性的抗感染治疗及免疫球蛋白替代治疗。本例患者发病前有明确的肠道感染诱发病史，且病程中应用替代治疗后疾病缓解，而自行停药后疾病再次复发，直至起病数年后推测诱发因素去除后，IgA水平恢复正常，才达到疾病痊愈。对本例患者的治疗体会在于，早期需严谨鉴别结肠溃疡性质，并深入探究病因，从而可对原发病进行早诊断、早治疗而改善患者预后。

最后值得一提的是，炎症性肠病患者长期使用免疫抑制剂等也可出现免疫功能的下降，其中分别有22.7%、7.9%、10.9%的患者出现IgG、IgA、IgM水平降低。在这种情况下合并出现肠道机会感染时，需要临床医师及时评估病情，并调整相应治疗方案（降低抗炎力度，加强支持与抗感染治疗）。如何平衡原发疾病与继发性免疫缺陷状态的治疗，需要由多学科医生共同讨论决定。

参考文献

[1] Duraisingham SS, Buckland M, Dempster J, et al. Primary vs. secondary antibody deficiency: clinical features and infection outcomes of immunoglobulin replacement[J]. Plos One, 2014, 9(6): e100324.

[2] Magro F, Gionchetti P, Eliakim R, et al. Third European Evidence-Based Consensus on Diagnosis and Management of Ulcerative Colitis. Part 1: definitions, diagnosis, extra-intestinal manifestations, pregnancy, cancer surveillance, surgery, and ileo-anal pouch disorders[J]. Journal of Crohns & Colitis, 2017, 11(6): 649.

[3] Pecoraro A, Crescenzi L, Granata F, et al. Immunoglobulin replacement therapy in primary and secondary antibody deficiency: the correct clinical approach[J]. International Immunopharmacology, 2017, 52: 136-142.

上海交通大学医学院附属瑞金医院

顾于蓓

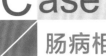

Case 16
肠病相关性 T 细胞淋巴瘤病例多学科讨论

消化科病史汇报

患者，男性，47 岁。3 年前开始每日排糊状便，每日约 4 次。2 个月前出现发热，体温最高 38.5℃，每日排糊状便约 4 次，多种抗生素抗感染治疗无效。病来偶有双手远端指间关节疼痛，频发口腔溃疡。2 个月体重下降约 5kg。

既往史：患者年轻时患有混合痔，每年于夏季出现肛周脓肿。2009 年，患"左眼角膜溃疡"，专科考虑为免疫疾病所致。

入院查体：体温 38.0℃，全腹无压痛、反跳痛及肌紧张。

辅助检查：血常规、尿常规、便常规均正常；肿瘤标记物均正常；ANA 阳性（1∶80）；CRP 77mg/L（0 ～ 8mg/L），血沉 45mm/h（0 ～ 15mm/h），类风湿因子 81U/mL（0 ～ 30U/mL）；多次便细菌培养阴性；血培养阴性；PPD 皮试阴性。结肠镜：回盲部、横结肠、乙状结肠、直肠多发不规则溃疡性病变（见图 16-1）。结肠镜活检病理：结肠慢性溃疡性病变（见图 16-2）。肺部 CT：未见异常。全消化道造影：左下腹见回肠节段性狭窄且呈受压改变，右下腹见较大范围回肠壁增厚，黏膜增宽呈"铺路石"征，盲肠及升结肠管腔狭窄（见图 16-3）。全腹 CT 增强：回盲部、升结肠、结肠脾曲、乙状结肠及直肠多发肠壁水肿、增厚（见图 16-4）。

病理科意见

患者结肠镜活检组织取材较浅，可见黏膜间质大量炎症细胞浸润，小血管增生，部分腺体被炎症细胞浸润、破坏。免疫组化结果显示：CD20（－），CD3（散在＋），Ki-67（－），CD68（散在＋）。综合镜下表现及免疫组化结果，患者结肠镜下活检病理符合结肠慢性溃疡性改变（见图 16-2）。

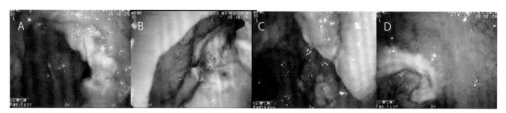

图 16-1　结肠镜：回盲部（图 A）、横结肠（图 B）、乙状结肠（图 C）、直肠（图 D）多发溃疡性病变

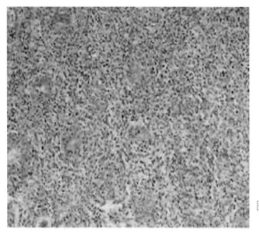

图 16-2　结肠镜活检病理：结肠慢性溃疡性病变（HE，×200）

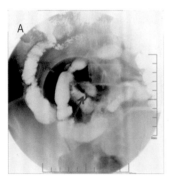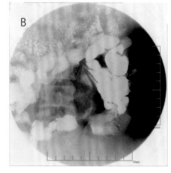

图 16-3　全消化道造影。图 A："铺路石"征。图 B：回肠狭窄受压

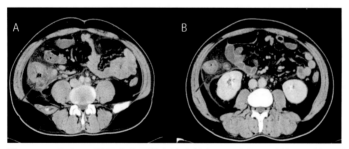

图 16-4　全腹 CT 增强（应用激素治疗前）：回盲部、升结肠、结肠脾曲、乙状结肠及直肠多发肠壁水肿、增厚。图 A：回盲部肠壁水肿、增厚。图 B：升结肠肠壁水肿、增厚

影像科意见

患者全消化道造影（见图 16-3）显示左下腹回肠节段性狭窄且呈受压改变；右下腹可见较大范围回肠壁增厚，黏膜增宽，呈"铺路石"征；盲肠及升结肠变，可见管腔狭窄。全腹 CT 增强（见图 16-4）可见回盲部、升结肠、结肠脾曲、乙状结肠、直肠多发肠壁水肿、增厚，病变呈节段性分布。综合患者影像学表现，不除外克罗恩病可能。

入院诊断

克罗恩病可能性大。

诊断依据

患者为中年男性，以糊状便 3 年余为首发症状，2 个月来中等程度发热，抗感染治疗无效；有肛周脓肿、口腔溃疡、角膜溃疡、关节炎等多项肠外表现；结肠镜下可见回盲部及结肠节段性分布的溃疡性病变；活检病理符合结肠慢性溃疡性病变；影像学可见回肠及结肠多发性肠壁水肿及增厚，管腔狭窄，病变呈节段性分布。综合上述特点，考虑患者克罗恩病可能性大。

诊疗经过

给予患者甲泼尼龙 80mg/d 静脉滴注，沙利度胺 50mg/d 口服。经上述治疗后，患者体温恢复正常，排便次数减少，大便成形。用药 20 天后，在甲泼尼龙逐渐减量治疗过程中，患者再次出现发热。复查肺部 CT 未见异常。

治疗后影像科意见

经糖皮质激素治疗后，复查腹部 CT 可见受累肠管间隙渗出较前减少，乙状结肠后方出现新发脓肿（见图 16-5）。

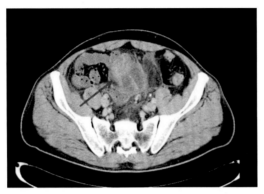

图 16-5　腹部 CT（激素用药后）：乙状结肠后方有新发脓肿

治疗后外科意见

患者回盲部、结肠多发节段性分布的溃疡性病变，激素治疗初期有效；在激素减量过程中，患者再次出现发热。复查腹部CT显示乙状结肠后方有新发脓肿，建议积极控制感染，择期外科手术。

调整治疗方案

迅速减停甲泼尼龙，积极抗感染治疗，准备择期手术治疗。

入院第25天，患者突发右下腹痛、寒战高热，体温39.6℃。查体：全腹压痛、反跳痛及肌紧张，以右下腹为重。立位腹部平片提示消化道穿孔（见图16-6）。患者转外科急诊手术治疗。术中可见粪性腹水，全结肠可触及多处溃疡性病变，乙状结肠及升结肠见溃疡穿孔。行全结肠切除术，直肠远端闭锁，回肠造口术。

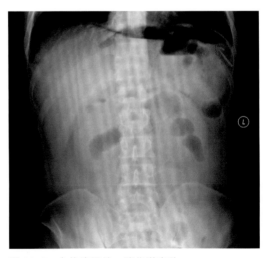

图 16-6　立位腹平片：消化道穿孔

病理科意见

患者手术切除的肠管全程多处可见不规则溃疡，乙状结肠及升结肠可见 2 处穿孔。肠壁内见瘤组织，弥漫片状排列，细胞异型明显，核分裂易见。免疫组化结果显示 CD3（＋），粒酶 B（弥漫＋），Ki-67（＞ 70%＋），CD20（－）。手术病理诊断为肠病相关性 T 细胞淋巴瘤（见图 16-7）。

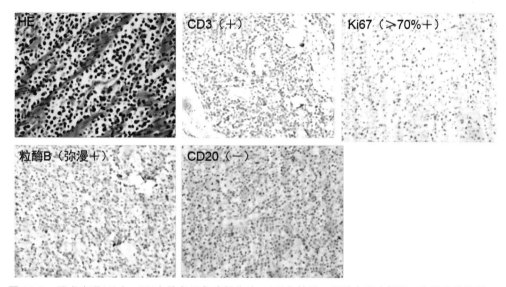

图 16-7　手术病理 HE（×200）染色及免疫组化（×200）结果。肠壁内见瘤组织，弥漫片状排列，细胞异形明显，核分裂易见。病理诊断：肠病相关性 T 细胞淋巴瘤

最后诊断

肠病相关性 T 细胞淋巴瘤。

后续随访

患者术后合并感染性休克、多器官功能衰竭，最终死亡。

总 结

本例患者为中年男性，以糊状便 3 年余为首发症状，2 个月来中等度发热，抗感染治疗无效；伴有多种肠外表现（肛周脓肿、口腔溃疡、角膜溃疡、关节炎）；结肠镜提示回盲部及结肠多发节段性分布的溃疡性病变；内镜下活检病理提示结肠慢性溃疡性病变；影像学可见回肠及结肠多发性肠壁水肿及增厚，管腔狭窄，病变呈节段性分布；甲泼尼龙联合沙利度胺治疗一过性有效。因此，患者初期被误诊为克罗恩病。但在甲泼尼龙减量治疗过程中，患者再次发热。复查腹部 CT 提示乙状结肠后方有新发脓肿，迅速减停糖皮质激素，积极控制感染。此后出现消化道穿孔合并急性腹膜炎，转外科急诊手术。手术中可见全结肠多处溃疡性病变，乙状结肠及升结肠穿孔。最终根据手术病理明确诊断为肠病相关性 T 细胞淋巴瘤。

根据世界卫生组织 2016 年修订的淋巴组织肿瘤的分类，本病例属于肠病相关性 T 细胞淋巴瘤（enteropathy-associated T-cell lymphoma，EATL），这是一种侵袭性的结外细胞非霍奇金淋巴瘤。据报道，肠病相关性 T 细胞淋巴瘤的主要临床表现有腹痛、腹泻、体重减轻、恶心呕吐等，因容易发生肠梗阻和穿孔，故常需要外科手术治疗；最常见的受累部位是小肠（80% ～ 90%）、大肠（＜ 20%）、肠系膜淋巴结（35%）、骨髓（＜ 10%）；大部分患者表现为肠道单一溃疡病灶，但也有多发溃疡病灶。本例患者为小肠及大肠多发溃疡病灶，且多处出现肠穿孔。肠病相关性 T 细胞淋巴瘤患者预后差，中位生存期为 10 个月。本例患者在发病 3 个月内死亡。

临床上遇到肠道多发溃疡性病变伴高热，溃疡深大，肠壁明显增厚，糖皮质激素治疗一过性有效而后迅速恶化的病例，应考虑肠病相关性 T 细胞淋巴瘤的可能。反复、多点取病理活检有助于疾病诊断。对于临床诊断困难的病例，应及早手术探查、手术病理，以助于疾病诊断。

参考文献

[1] Ondrejka S, Jagadeesh D. Enteropathy-associated T-Cell lymphoma[J]. Curr Hematol Malig Rep, 2016, 11(6): 504-513.

[2] Swerdlow SH, Campo E, Pileri SA, et al. The 2016 revision of the World Health Organization classification of lymphoid neoplasms[J]. Blood, 2016, 127(20): 2375-2390.

中国医科大学附属盛京医院

解　莹（消化内科）　田　丰（消化内科）

张　宏（结直肠外科）　高玉颖（影像科）

舒　红（病理科）

Case 17
急性重症溃疡性结肠炎病例多学科讨论

病史简介

患者，女性，19岁。主诉：腹泻伴脓血便1年，加重2周。

现病史：患者于入院前1年无明显诱因出现腹泻，褐色稀便，平均7～10次/天。院外查粪便钙卫蛋白959.2μg/g，院外结肠镜考虑溃疡性结肠炎。予以美沙拉秦口服、美沙拉秦灌肠液等治疗后，患者症状好转，后规律治疗，治疗期间病情平稳，大便1次/天，成形，无黏液、无脓血。患者于入院前半年，自行停用美沙拉秦等治疗，改为口服中药治疗。入院前2周，患者再发腹泻、黏液脓血便，6～7次/天，院外腹部CT示结肠扩张，予以静脉甲强龙、抗感染等治疗后，仍有大量血便。

既往史：年幼时曾患肛瘘，后自愈。

查体：T 37.3℃，P 94次/分钟，R 20次/分钟，BP 118/58mmHg；神志清醒，呼吸平稳，贫血面容；呼吸音粗，双肺未闻及干湿性啰音；心界不大，节律齐，未闻及杂音；腹部平坦，无腹部压痛、反跳痛。肛门指诊检查：肘膝位6点距肛门2cm见一外口，外口挤压后有淡黄色分泌物流出，6点可及肛瘘内口。

实验室检查：如下。血常规：WBC $2.15×10^9$/L，N% 88.8%，Hb 65g/L，PLT $202×10^9$/L；凝血功能：凝血酶原时间15.7秒，血浆D-二聚体1454ng/mL；电解质：钾1.8mmol/L，钠129mmol/L，氯88mmol/L；肝功能：ALB 27g/L；肾功能：（－）；便常规：OB化学法（＋），免疫法（＋）；炎症指标：血沉29mm/h，CRP 6.45mg/dL；风湿免疫全项：ANA阳性，1∶80，风湿抗体（－）；感染指标：T-SPOT（－），TB（－）；抗EB病毒衣壳抗原IgG抗体（＋），IgM抗体（－），巨细胞病毒抗体IgM（－）。

结肠镜（见图 17-1）：进镜 20cm，肠腔狭窄无法进镜；超细内镜进镜约 60cm，60cm→20cm 处黏膜水肿、糜烂，呈铺路石样改变，其间散在虫噬样溃疡；20cm→肛门口，黏膜光滑，血管网清晰；肛门口可见铺路石样改变及散见深溃疡。考虑诊断：炎症性肠病，克罗恩病？

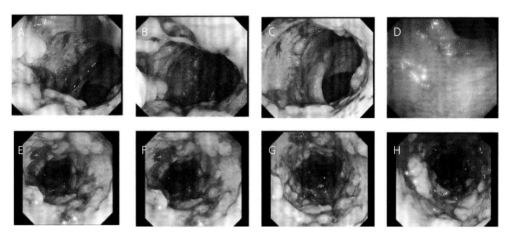

图 17-1　肠镜检查所见肛门口（图 A～图 C），至距肛门 20cm（图 D），超细内镜所见距肛门 20～60cm（图 E～图 H）

活检病理：黏膜慢性炎症伴急性炎症反应，隐窝结构改变，腺体减少，未见隐窝炎和隐窝脓肿。活检组织 PCR：X-PERT（－），CMV（－），EBV（－）。

入院诊断

①炎症性肠病：克罗恩病合并肛瘘？急性重症溃疡性结肠炎？②中度贫血。③低蛋白血症。④电解质紊乱。

诊治经过

入院予以静脉营养及补液治疗，纠正水电酸碱失衡，予以输血、输血浆、补充白蛋白等支持治疗，美沙拉秦口服、美沙拉秦灌肠液治疗，静脉甲强龙治疗，注射用头孢哌酮钠舒巴坦钠联合甲硝唑抗炎治疗及更昔洛韦抗病毒治疗。治疗后，患者贫血、低蛋白、电解质紊乱逐步改善，但依然有大量血便，并出现失血性休克。经内科积极救治后，再次行结肠镜检查：肠镜进镜 70cm→20cm，可见黏膜糜烂、充血、水肿，管腔狭窄，其间可见深大溃疡；

肠镜进镜 20cm → 5cm，肠黏膜光滑，肛门口可见黏膜糜烂、充血。经多学科讨论后，考虑炎症性肠病合并下消化道大出血，内科保守治疗无效，符合外科急诊手术指征，拟行外科全结肠切除术。

外科手术

患者于全麻下行术中肠镜，腹腔镜辅助全结肠切除术，远端关闭、近端回肠单腔造瘘术，肛瘘切开排脓术。

术中肠镜经升结肠切口进镜，进入末段回肠约 20cm 所见小肠黏膜光滑；结肠 70cm → 20cm，管腔狭窄，可见大片状黏膜剥脱、深大溃疡形成及息肉样增生；20cm → 5cm，肠黏膜光滑（见图 17-2）。

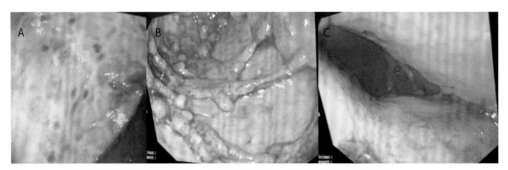

图 17-2　术中肠镜见距肛门 70～20cm（图 A 和图 B），距肛门 20cm（图 C）

术后病理（见图 17-3）：结肠中远端连续性（长约 25cm）结肠黏膜多发浅溃疡形成，累及固有肌浅层，溃疡间黏膜假息肉形成，黏膜慢性损伤，部分腺体轻度非典型增生，肠系膜淋巴结反应性增生。

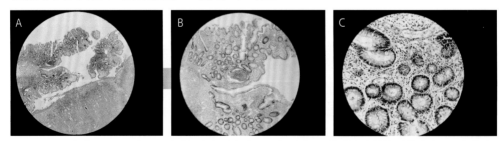

图 17-3　手术病理所见。图 A：黏膜假息肉形成（×40）；图 B：黏膜隐窝结构显著改变，可见隐窝炎和隐窝脓肿（×100）；图 C：部分腺体轻度非典型增生并见潘氏细胞化生（×200）

最终诊断

急性重症溃疡性结肠炎。

影像学意见

急性重症溃疡性结肠炎的影像学表现（见图17-4）包括：①肠壁水肿致肠壁增厚及T_2WI上高信号；②肠壁分层强化；③系膜血管增多、增粗、扭曲，直小动脉拉长、间隔增宽，沿肠壁梳状排列，称为"梳齿征"；④结肠系膜淋巴结肿大；⑤结肠周围少量游离液体，提示浆膜受侵，病变严重；⑥DWI高信号。

磁共振对肛瘘的检出效果明显好于CT，因其无创、快速、准确，被推荐为肛瘘诊断及分型的首选影像学检查方法。在轴位抑脂T_2WI图像，瘘管呈高信号，并可追踪寻找内口（见图17-5）。通过非抑脂T_2WI图像，可较好地评估窦管与括约肌复合体的关系及发现是否存在继发分支瘘管。增强T_1WI图像中瘘管壁和脓肿壁都呈明显强化。

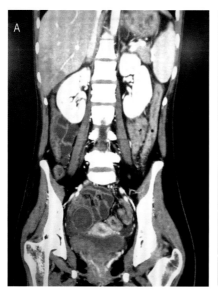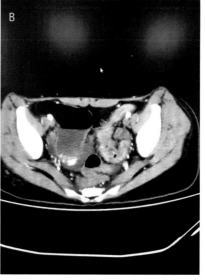

图17-4 腹部CT增强：横结肠、降结肠、乙状结肠及直肠壁增厚，肠腔狭窄，浆膜面毛糙，周围脂肪密度增高，部分结肠示结肠袋变浅消失（图A：冠状位重建；图B：横轴位）

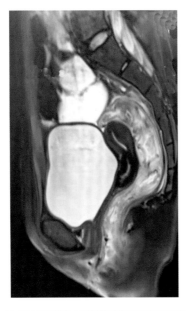

图 17-5　盆腔 MRI：降结肠、乙状结肠及直肠壁增厚僵直；并可见肛瘘

外科意见

溃疡性结肠炎外科治疗的手术指征包括急症、限期和择期三种，其中保守治疗无效的急性重症溃疡性结肠炎属于急症手术指征。该患者为年轻女性，病史1年，初期控制理想，之后自行停药后出现症状复发并加重，伴有大量血便，经积极治疗无效，应采取外科手术治疗，按照急性重症溃疡性结肠炎处理原则，采取了三期IPAA手术设计，实行了第一期手术解决急性状况。

需注意的是，该例患者较为特殊，表现为同时合并较重的肛门炎性表现和肛瘘：一方面，这提示不除外克罗恩病诊断的可能，因此术中通过升结肠切口观察了末端回肠黏膜状态，但仍应持续观察术后病情的后续发展；另一方面，溃疡性结肠炎也可合并肛瘘，但在行IPAA术前应予以根治性解决，因此该例患者后续的手术设计应充分评估和考虑肛门病变情况。

病理科意见

送检全结肠、末段回肠及阑尾标本，结肠中远段连续性（长约25cm）黏膜粗糙、糜烂及浅溃疡形成，溃疡周边多发息肉状突起。

镜下：结肠黏膜多发浅溃疡形成累及固有肌浅层，溃疡间黏膜假息肉形成及黏膜慢性损伤性改变，有显著隐窝炎和隐窝脓肿，可见潘氏细胞化生，部分腺体轻度异型增生；回肠黏膜下层水肿，余无著变。符合溃疡性结肠炎表现。

本例之前数次黏膜活检均呈现相似病变，但病变轻重程度不一。病理标本取材较充分时，则更能体现病变特点。

总 结

该患者为年轻女性，呈慢性病程，以腹泻伴脓血便为主要临床表现，其炎症指标升高，粪便钙卫蛋白水平显著升高，院外结肠镜考虑"溃疡性结肠炎"后，规律应用美沙拉秦达临床缓解。本次自行停药后复发，急性加重，以便血为主要症状，合并中度贫血、低蛋白血症、严重电解质紊乱，影像学评估提示炎症性肠病伴结肠扩张，内镜评估发现结肠阶段性病变、直肠豁免、病变黏膜呈铺路石样改变、深溃疡形成及黏膜剥脱表现。查体发现且经盆腔磁共振证实肛瘘的存在。因此，本例患者术前诊断存在争议，究竟是克罗恩病合并肛瘘，还是急性重症溃疡性结肠炎？

急性重症溃疡性结肠炎（acute severe ulcerative colitis，ASUC）定义：黏液脓血便 ≥ 6 次/天，且至少具有下述一项全身中毒征象：P $>$ 90 次/min，T $>$ 37.8℃，Hb $<$ 105g/L，ESR $>$ 30mm/h。ASUC 的内镜评估有助于评估疾病风险及预后，但风险较高。组织病理学评估结果指出：ASUC 患者的内镜可呈现为阶段性分布、直肠豁免以及深大溃疡形成和黏膜剥脱。因此，临床上不能基于以上特征，轻易地除外溃疡性结肠炎的诊断。

该患者经营养支持、纠正水电失衡、纠正贫血低蛋白、静脉滴注甲强龙及抗感染、抗病毒等治疗后，依然有大量便血，并出现失血性休克，最终内科保守治疗无效，符合外科急诊手术指征，患者行全结肠切除术，术后病理最终符合溃疡性结肠炎、符合 ASUC 的诊断标准，故该患者最终诊断为 ASUC 明确。

静脉应用糖皮质激素为 ASUC 的一线治疗方案，我国 IBD 诊治共识建议：当给予甲泼尼龙 40 ～ 60mg/d 或氢化可的松 300 ～ 400mg/d 足量激素治疗 3 天仍无效时，需转换治疗方案并考虑药物拯救治疗或外科手术治疗。

拯救治疗药物主要包括环孢素和抗 TNF-α 单抗。ASUC 外科手术治疗为一种根治手段，但急诊手术围手术期发生并发症和死亡的风险较高，应权衡利弊。急诊手术指征包括穿孔、中毒性巨结肠、难治性消化道出血等。

手术时机的选择至关重要。我国共识指出，若拯救治疗 4 ～ 7 天无效，应及时转手术治疗；或在足量激素治疗 3 天无效后应立即转手术治疗。

参考文献

[1] 中华医学会消化病学分会炎症性肠病学组. 炎症性肠病诊断与治疗的共识意见（2018 年，北京）[J]. 中华消化杂志，2018，38（5）：292-311.

[2] Feakins RM. Ulcerative colitis or Crohn's disease? Pitfalls and problems[J]. Histopathology, 2014, 64(3): 317-335.

[3] Hindryckx P, Jairath V, D'Haens G. Acute severe ulcerative colitis: from pathophysiology to clinical management[J]. Nat Rev Gastroenterol Hepatol, 2016, 13(11): 654-664.

天津医科大学总医院肠病管家肠安IBD团队

徐　昕（消化科）　赵　新（影像科）

刘　刚（普外科）　宋文静（病理科）

曹晓沧（消化科）

Case 18

以胸痛、腹痛为主要表现的食管、肠道溃疡病例多学科讨论

消化内科病史汇报

患者，男性，23岁，主诉"间断腹痛伴胸痛1年余"，再发半月于2017年7月入住西京医院消化内科。患者既往史、个人史、家族史无殊。2016年10月，患者无明显诱因出现腹痛，位于中腹部及右下腹部，阵发性，呈烧灼样，当地医院按"胃炎、结肠炎"给予抑酸、阿莫西林药物治疗等，症状反复发作。2017年2月，患者出现胸痛，位于胸骨后，波及右侧胸部，进食后加重，间断进食哽噎感，就诊于当地医院。2017年2月3日胃镜：食管下段可见数个纵行溃疡，大小约为1.0cm×0.6cm、0.6cm×0.3cm，底覆白苔，呈刀割样；内镜诊断：食管下段溃疡；病理：少许鳞状上皮增生；HP：阴性。给予雷贝拉唑、铝镁加混悬液、莫沙必利、庆大霉素等药物治疗，症状反复发作，遂来我院进一步诊治。2017年7月20日胃镜（见图18-1）：距门齿约29cm处食管可见纵行片状黏膜凹陷，底覆薄白苔，边界清晰，取材质软；距门齿约36cm处食管可见环形狭窄，局部黏膜增生，可见白色瘢痕，反复尝试镜身难以通过。内镜诊断：食管溃疡伴狭窄。病理：黏膜慢性炎急性活动伴溃疡形成。2017年7月20日结肠镜（见图18-2）：升结肠至回盲部阑尾开口旁可见巨大黏膜凹陷，底覆薄苔，病变累及回盲瓣，致回盲瓣变形、开放，取材质脆或硬；内镜诊断：结肠巨大溃疡；病理：（升结肠、回盲部）部分为黏膜慢性炎急性活动伴溃疡形成，部分黏膜结构未见异常（注：本例未见肉芽肿结构，未见肿瘤性证据）。2017年8月1日小肠CT及胸部CT（见图18-3）：①升结肠、回盲瓣及回肠末端肠壁增厚及肠腔狭窄，胸廓入口平面多发肿大淋巴结（最大径约为5.6cm），请结合临床排除淋巴瘤或

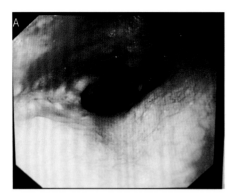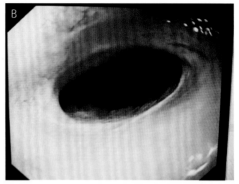

图 18-1　（2017 年 7 月 20 日）第 1 次 IFX 给药前胃镜。图 A：距门齿约 29cm 食管溃疡；图 B：距门齿约 36cm 食管环形狭窄

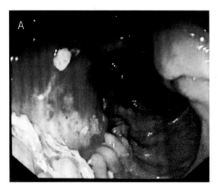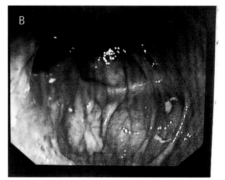

图 18-2　（2017 年 7 月 20 日）第 1 次 IFX 给药前结肠镜。图 A：升结肠巨大溃疡；图 B：回盲部溃疡

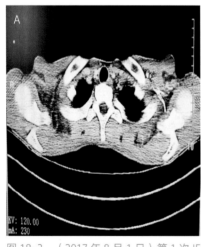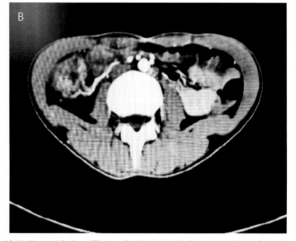

图 18-3　（2017 年 8 月 1 日）第 1 次 IFX 给药前 CT 检查。图 A：胸部 CT 可见胸部入口平面多发肿大淋巴结；图 B：升结肠、回盲瓣、回肠末端肠壁增厚，肠腔狭窄

克罗恩病可能；②胆囊多发结石，双肺野未见明确异常。查体：慢性病容，营养不良（发病以来体重下降20kg），BMI 14.3kg/m²，全身浅表淋巴结未触及明显肿大，右下腹触诊质韧，无明显包块。初步诊断：克罗恩病（$A_2L_2 + L_4B_2$）。第1次给予英夫利西单抗（infliximab，IFX）300mg，辅助给予艾司奥美拉唑镁肠溶片抑酸；2017年8月17日，第2次给予IFX治疗，胸痛逐渐减轻至消失，无腹痛，体重增加1.5kg；2017年9月14日，第3次给予IFX治疗，胸痛完全消失，间断有哽噎感，偶有腹部不适，体重增长5.5kg。2018年1月11日复查胃镜（见图18-4）：距门齿约27cm以下食管可见散在白色瘢痕，距门齿30cm处食管可见环形狭窄，鼻胃镜通过无明显阻力；内镜诊断：食管狭窄、慢性浅表性胃炎。2018年1月11日复查结肠镜：升结肠肠腔明显狭窄，可见不规则浅凹陷，底覆白苔，局部可见指状隆起，取材质韧；横结肠至乙状结肠可见散在、大小约0.2～0.4cm的黏膜凹陷，底覆白苔，周围黏膜充血水肿，于横结肠取材质软；内镜诊断：升结肠狭窄，结肠多发溃疡。患者食管溃疡已愈合。2018年1月29日，第4次给予IFX治疗。2018年3月，患者腹痛、食欲缺乏、颈部淋巴结肿大，左侧为著。2018年3月27日小肠CT及胸部CT（见图18-5）：回盲部、升结肠、横结肠肝曲肠壁增厚，肠腔狭窄并节段性扩张，纵隔内及左腋窝区淋巴结肿大，胆囊结石，脾大。2018年3月27日超声：双侧颈部多发淋巴结肿大（左侧3.2cm×1.9cm，右侧2.4cm×1.4cm），左侧锁骨下、左侧腋窝见少许淋巴结肿大，形态异常。左侧颈部淋巴结活检病理：淋巴组织增生，考虑霍奇金淋巴瘤。进一步行全身PET-CT检查（见图18-6），结果符合淋巴瘤改变。

病理科意见

综合患者多次胃镜、结肠镜病理，活检提示黏膜慢性炎急性活动伴溃疡形成，部分黏膜结构未见异常；未见肉芽肿结构，未见肿瘤性证据，无克罗恩病证据。回顾分析考虑与胃镜、结肠镜黏膜活检标本小、局限、组织表浅有关。病情进展后，进一步行左侧颈部淋巴结切除活检。病理：淋巴组织增生；免疫组化结果：CD15（－），CD20（弱＋），CD3（－），CD30（＋），EBER（杂交）（－），ki-67（＋，80%），Pax-5（＋），考虑霍奇金淋巴瘤。

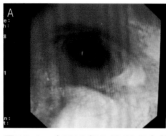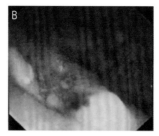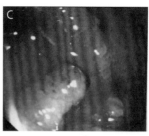

图 18-4　（2018 年 1 月 11 日）第 4 次 IFX 给药前复查结果。图 A：鼻胃镜进镜可见食管散在瘢痕及下段狭窄；图 B：升结肠溃疡；图 C：升结肠指状黏膜隆起

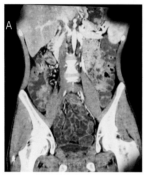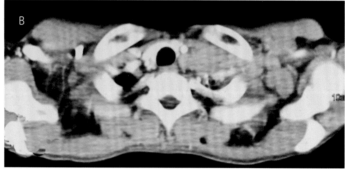

图 18-5　（2018 年 3 月 27 日）第 4 次 IFX 给药后约 2 个月复查结果。图 A：回盲部、升结肠、横结肠肝曲肠壁增厚，肠腔狭窄并节段性扩张；图 B：纵隔淋巴结肿大

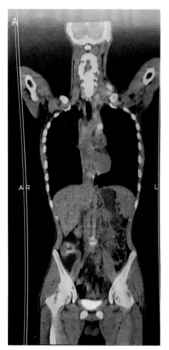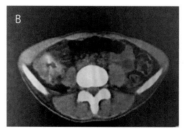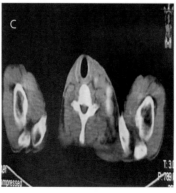

图 18-6　（2018 年 3 月 30 日）第 4 次 IFX 给药后 2 个月 PET-CT 检查。图 A：多个部位可见肿大的淋巴结，且葡萄糖代谢异常增高；图 B：回盲部、升结肠肠壁不规则，略增厚，呈葡萄糖代谢异常增高；图 C：左侧颈部多个肿大的淋巴结，呈葡萄糖代谢异常增高

影像科意见

多次内镜提示：食管、回盲部、升结肠多发溃疡。肠道双源CT：回盲部、升结肠、横结肠多处肠壁增厚，肠腔狭窄并节段性扩张，肠系膜淋巴结肿大。但从增强CT的影像学来分析，难以鉴别溃疡的良恶性质。2017年8月1日胸部CT：胸廓入口平面多发肿大淋巴结（最大径约为5.6cm），虽不除外淋巴瘤的改变，但因该部位的淋巴结活检标本难以获得而无法确诊。进一步的PET-CT检查可见：左侧颈后三角、双侧锁骨上及下区、左侧胸小肌旁脂肪间隙、左侧腋窝、左侧第2～4肋软骨周边间隙、纵隔大血管间隙、双侧内乳区、左心室水平心包膜区、心膈角、肝膈间隙、盆腔肠道间隙多个淋巴结，呈葡萄糖代谢异常增高，多考虑恶性病变，符合淋巴瘤可能。回盲部、升结肠肠壁不规则略增厚，呈葡萄糖代谢异常增高，亦考虑淋巴瘤累及。

外科意见

患者临床表现为胸痛、腹痛，病情严重时排气减少，无明显停止排便的情况，内镜下见食管、升结肠狭窄，伴局部肠段节段性扩张，但是患者无完全性肠梗阻，鼻胃镜可通过食管狭窄处，故暂时无须手术解除狭窄节段。结合患者病理提示霍奇金淋巴瘤，建议首选全身化疗控制病情。

确定诊断

霍奇金淋巴瘤（混合细胞型）。

治 疗

转至血液科继续化疗，患者胸腹痛逐渐好转，定期复查内镜、胸腹部CT，病情好转。

后续随访

2020 年 5 月随访，患者无胸痛、腹痛，食欲、食量可，体重逐渐上升，BMI 19.2kg/m²，接受 PD-L1 治疗，复查 PET-CT 检查病情稳定。

总 结

该患者为青年男性，慢性病程，以胸痛、腹痛、消瘦为主要临床表现，胃镜提示食管溃疡伴狭窄，结肠镜提示回盲部、升结肠溃疡伴狭窄，多次黏膜活检病理未提示肉芽肿、血管炎、恶性肿瘤的病变，最初考虑克罗恩病。给予 4 次生物制剂（IFX）治疗，食管溃疡倾向愈合，胸痛消失，但腹痛反复，且肠道溃疡内镜下无好转，病情发展，颈部淋巴结明显肿大，最终确诊为霍奇金淋巴瘤。经化疗及 PD-L1 治疗后，全身淋巴结肿大消失，内镜下溃疡愈合，支持肠道病变亦为淋巴瘤累及。

研究表明，IBD 患者发生原发性肠道淋巴瘤的风险显著增加，但是绝对风险是低的 [0.1/（1000 名患者·年）]。IBD 相关肠道淋巴瘤主要是 B 细胞非霍奇金淋巴瘤，尤其在中年男性、克罗恩病的慢性炎性肠道部位、病史 8 年以上的患者接受。抗 TNF-α 治疗的患者中也出现了淋巴瘤，它可能减少细胞凋亡和允许肿瘤细胞的增殖；但在大多数研究中，抗 TNF-α 似乎与淋巴瘤无相关性。那些抗 TNF-α 治疗后调整为硫唑嘌呤的患者发生淋巴瘤的风险比为 0.90（95% CI，0.42 ~ 1.91）。在报告的系列研究中，大多数患者接受联合硫唑嘌呤治疗，这已被证实是一个危险因素。但仍很难区分炎症和免疫抑制剂在 IBD 相关血液疾病中的角色。该患者存在食管、结肠多节段病变，初步诊断考虑为克罗恩病，抗 TNF-α 治疗后食管溃疡愈合，病情曾好转。但抗 TNF-α 治疗前胸部 CT 提示胸廓入口平面多发淋巴结肿大，治疗后仅半年即出现颈部淋巴结明显肿大，且 PET-CT 提示肠道葡萄糖代谢异常增高，化疗后结肠镜下黏膜才逐渐好转，从一元论考虑，不考虑克罗恩病转变为淋巴瘤。该病例提示，淋巴瘤的胃肠道表现存在多样性及迷惑性，在疾病稍早期阶段与克罗恩病较难鉴别，需提高警惕。

参考文献

[1] Andersen NN, Pasternak B, Basit S, et al. Association between tumor necrosis factor-alpha antagonists and risk of cancer in patients with inflammatory bowel disease[J]. JAMA, 2014, 311: 2406-2413.

[2] Carvalho D, Russo P, Bernardes C, et al. Hodgkin's lymphoma in Crohn's disease treated with infliximab[J]. GE Port J Gastroenterol, 2017, 24: 279-284.

[3] Chang M, Chang L, Hanna M, et al. Intestinal and extraintestinal cancers associated with inflammatory bowel disease[J]. Clinical Colorectal Cancer, 2017, 17(1): e29-e37.

空军军医大学第一附属医院西京医院

刘真真　　赵宏亮　　梁　洁

Case 19

罕见病因所致小肠缺血性肠病病例多学科讨论

消化科病史汇报

患者，男性，30岁，因"反复中上腹痛3年"于2019年4月入院。

患者于2016年受凉后出现中上腹灼烧样疼痛，并向脐下及左背部放射，伴恶心、呕吐，无发热、腹泻，加重时食欲缺乏、排便减少，无黑便、血便。腹痛发作时，查血常规WBC $16.7×10^9$/L，N% 86%，TBil $23 \sim 40\mu$mol/L，DBil $6.5 \sim 11\mu$mol/L，LDH $555 \sim 602$U/L，CRP 15.3mg/L。腹部超声：慢性胆囊炎；腹部CTA：未见明显异常。上述症状反复发作，无明显诱因，每年$2 \sim 3$次，每次持续$5 \sim 7$天，抑酸、抗生素治疗效果欠佳，曾予以地塞米松治疗（剂量不详），腹痛可减轻。近期腹痛再次发作，为明确诊断入我院。既往：2009年7月，发现血小板减少、脾大，病因不详，予以升血小板治疗。曾患黄疸型肝炎、十二指肠溃疡。个人史、家族史无殊。入院查体：心肺查体未见异常，腹软，肠鸣音正常，无压痛、反跳痛，未触及腹部包块。

入院后完善辅助检查，血常规WBC $3.30×10^9$/L，N% 51.8%，HGB 121g/L，PLT $113×10^9$/L，网织红细胞百分比4.73%；血生化TBil 21.4μmol/L，DBil 6.4μmol/L，LDH 456U/L，CRP 2.88mg/L，ESR 16mm/h，D-二聚体0.23mg/L FEU，Fbg 2.98g/L。补体正常，抗核抗体阴性。腹盆增强CT＋小肠重建：第$3 \sim 4$组小肠肠壁增厚、强化伴系膜"梳状征"，肠系膜根部脂肪密度增高伴多发淋巴结肿大（见图19-1A）。腹主动脉CTA、肠系膜血管超声（一）。腹部超声：胆囊壁毛糙，脾大。胃镜：慢性胃炎，胆汁反流。肠镜：回肠末端黏膜充血（见图19-1B）；病理：回肠末端慢性炎，抗酸染色、弱抗酸染色均阴性（见图19-

1C）。经口小肠镜检查：距幽门 80cm 空肠上段局部可见环腔病变，黏膜肿胀呈蓝紫色，表面多发溃疡形成，有较多渗出物，可见自发出血，黏膜质脆，病变与周围黏膜界限清晰（见图 19-1D ～ E）；病理：炎性渗出物，肉芽组织及小肠黏膜显重度活动性炎（见图 19-1F），局部可见到小血栓。考虑小肠多发溃疡病因不明，不支持炎症性肠病。为除外自身炎症性疾病，行全外显子测序提示 MEFV 基因杂合突变，但患者无反复发热，该基因杂合突变无法解释临床症状。

治疗上，给予泼尼松 50mg/d 口服，腹痛症状缓解，泼尼松逐渐减量。

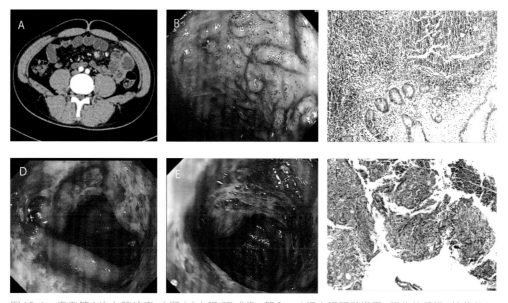

图 19-1　患者第 1 次入院检查。（图 A）小肠 CT 成像：第 3 ～ 4 组小肠肠壁增厚、强化伴系膜"梳状征"，考虑炎症性肠病表现可能。（图 B）结肠镜：回肠末端黏膜充血、糜烂。（图 C）肠镜病理：（末段回肠）黏膜显慢性炎，固有层淋巴滤泡形成。（图 D ～ E）小肠镜：空肠上段局部可见环腔病变，黏膜肿胀呈蓝紫色，表面溃疡形成，有较多渗出物，黏膜质脆，易出血，空肠多发溃疡，局部黏膜充血肿胀，表面糜烂。（图 F）小肠镜病理：（空肠上段）炎性渗出物、肉芽组织及小肠黏膜显重度活动性炎

当泼尼松减量至 15mg 时，患者再次出现剧烈腹痛反复发作，并于 2020 年 6 月初第 2 次入院。入院后查血常规 WBC $7.09×10^9$/L，N% 68.5%，HGB 132g/L，PLT $85×10^9$/L，网织红细胞百分比 3.55%；TBil 16.5μmol/L，DBil 4.8μmol/L，ALT、AST、ALP、GGT 均正常，LDH 400U/L；hsCRP 12.41mg/L，ESR 16mm/h，尿卟啉、尿卟胆原阴性。肠道超声：左下腹可见小肠肠壁略增厚，厚约 0.4cm，分层结构清楚（见图 19-2A）。小肠 CT 成像：第 3 ～ 4 组小肠肠壁增厚、强化伴系膜"梳状征"，大致同前，肠系膜根部脂肪密度增高伴多发

淋巴结肿大，较前减小（见图 19-2B）。经口小肠镜检查：进镜至空回肠交界处，前次所见空肠病变本次未见，所见小肠黏膜光滑（见图 19-2C）。

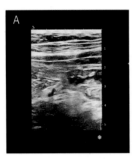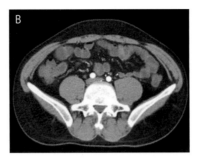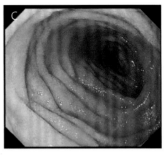

图 19-2　患者第 2 次入院检查。（图 A）肠道超声：左下腹可见小肠肠壁略增厚，厚约 0.4cm，分层结构清楚。（图 B）小肠 CT 成像：第 3 ～ 4 组小肠肠壁增厚、强化伴系膜"梳状征"，大致同前，肠系膜根部脂肪密度增高伴多发肿大淋巴结，较前减小。（图 C）经口小肠镜检查：十二指肠水平及空肠上段见黏膜稍充血、粗糙

回顾病史，患者多次腹痛发作时胆红素轻度增高，以间接胆红素为主，LDH 异常增高，网织红细胞增高，考虑溶血可能。血浆游离血红蛋白（FHb）7.0mg/dL（正常范围 0 ～ 5.0mg/dL），酸溶血试验、糖水试验弱阳性，尿含铁血黄素试验阳性，Coombs 试验阴性，葡萄糖 -6- 磷酸脱氢酶（G-6-PD）在正常范围内。针对溶血病因进一步行流式细胞计数，CD55[+] NEUT 60%，CD59[+] NEUT 60%，CD55[+] RBC 87%，CD59[+] RBC 87%。考虑诊断：阵发性睡眠性血红蛋白尿症（paroxysmal nocturnal hemoglobinuria，PNH），缺血性肠病。患者住院期间合并肺栓塞，遂予以氢化可的松 150mg qd，低分子肝素 6000U q12h 皮下注射抗凝治疗。胸痛、腹痛缓解后出院，继续序贯泼尼松口服和低分子肝素抗凝治疗。

病理科意见

该患者的病理检查表现为小肠黏膜显著的活动性炎，隐窝破坏，溃疡形成，可见较多中性粒细胞浸润，同时存在慢性炎性改变，局部可见小血栓，符合缺血性肠病的病理特点。另外，该患者病理表现可见小肠黏膜重度活动性炎，考虑局部严重损伤，需要与感染、药物损伤进行鉴别。

影像科意见

据肠道超声、小肠CT成像等影像学检查所见，该患者发病以小肠为主，呈多节段性分布。腹部CT检查上表现为多节段肠壁增厚伴强化，肠系膜密度增高或呈"梳状征"，肠壁水肿。腹部血管CTA或肠系膜血管超声未发现静脉血栓形成。影像学特点可符合缺血性肠病表现，但不具有特异性，发病部位区别于常见缺血性肠病，故诊断难度大。

血液科意见

该患者存在溶血的线索，总胆红素、间接胆红素水平反复升高，LDH增高；需完善溶血相关检查，判断血管内、血管外溶血。患者血浆游离血红蛋白升高、尿含铁血黄素阳性，考虑血管内溶血。需完善血涂片、骨髓穿刺、PNH克隆检测等，鉴别红细胞膜/酶缺陷、药物诱发、PNH、微血管病性溶血等病因。最终PNH诊断明确。PNH常合并不典型部位的静脉血栓，如肝静脉、门静脉、肠系膜静脉等。

最终诊断

降发性睡眠性血红蛋白尿症，缺血性肠病。

后续随访

出院后，继续予以泼尼松、抗凝治疗。其间，患者间断出现脐周腹痛。泼尼松减量至12.5mg后腹痛程度加重。2020年7月17日，改为利伐沙班20mg，每日1次口服；腹痛发作时，服用30mg，每日1次，停用泼尼松。

总　结

阵发性睡眠性血红蛋白尿症（PNH）是一种罕见的获得性造血干细胞疾病，临床表现为不同程度的发作性血管内溶血、晨起阵发性血红蛋白尿、骨髓造血功能衰竭和静脉血栓形成，而胃肠道受累非常少见，其临床表现多不典型。PNH合并缺血性肠病多见于青中年男性，区别于典型的缺血性结肠炎的好发年龄。发病部位多位于小肠，部分有结肠累及，受累部位范围广泛，呈多节段分布，这区别于缺血性结肠炎的常见部位（如左半结肠）。另外，可见直肠受累，这也是区别于其他缺血性肠病的特点之一。疾病在影像学检查上可表现为局灶性或节段性肠壁增厚伴水肿渗出，可强化伴系膜"梳状征"，肠管狭窄或扩张；而在内镜下多表现为浅表不规则溃疡，环腔分布，损伤的黏膜与非损伤黏膜界限比较分明，结肠袋消失，符合急性或慢性肠道缺血性改变。另外，多数病例因反复溶血伴有胆汁淤积或胆囊结石。

本例为青年男性患者，反复发作性腹痛多年，伴炎症指标增高、以间接胆红素升高为主的胆红素升高、LDH升高，影像学和内镜特点支持缺血性肠病的表现。患者长期未能确定诊断，入院后通过对其全部临床信息进行汇总、梳理和仔细分析，找到溶血证据，进而最终确诊罕见病PNH。消化道疑难疾病多是系统性疾病的消化道受累；而对罕见病的少见的消化道受累，诊断更加困难。通过本例分析，仍强调临床资料/信息（即病史、查体）的收集要全面细致，在此基础上进行综合辨证分析，临床思维缜密是疑难罕见疾病诊断的"法宝"。

参考文献

[1] 付蓉，李丽燕. 阵发性睡眠性血红蛋白尿症诊断及治疗专家共识解读[J]. 中华医学杂志，2013，93（20）：1521-1523.

[2] 吴明奇，张智慧，杨晴柔，等. 阵发性睡眠性血红蛋白尿致缺血性结肠炎1例报告[J]. 第二军医大学学报，2019，40（11）：1283-1284.

山东大学齐鲁医院（青岛）　崔香安
北京协和医院　李 玥

Case 20

TNFRSF1B 单核苷酸多态性异常导致的 TNF-α 抑制剂原发失应答病例多学科讨论

消化科病史汇报

患者，男性，42 岁，自 2014 年起大便不成形，每日 2～3 次，间歇性，未予以明显重视；2015 年出现反复轻度腹痛，腹泻，便中带血迹，时有黏液，认为可能是肠炎，自服头孢菌素类药物时有缓解；2015 年 3 月，出现腹泻，3～4 次/日，腹痛，少量血便并部分与大便混杂，体重减轻 5kg，外院补液治疗无效；2015 年 4 月，出现腹痛加剧，时有里急后重感，腹泻同前，有发热，体温 38～39℃。入院后行相关实验室检查。粪常规显示：少量红细胞、白细胞，OB 始终阳性，粪培养未见病原菌生长（4 次）。血常规显示：WBC ＞ 10×10^9/L，HGB ＞ 80～100g/L，肝、肾、凝血功能正常，时有低钾（纠正后正常），ALB 下降，营养治疗后有回升（21～34g/L）。

消化科进行相关实验室检查，炎症指标：CRP ＞ 150mg/L，ESR 74mm/h；传染性疾病指标：血结核抗体（－），T-SPOT*2（－），RPR（－），HIV（－），HBV-DNA ＜ 1000，CDI（－），乙肝两对半（－），HCV-Ab（－），CMV-IgG、IgM（均－），EBV-IgM（＋），EBV-DNA 5×10^3；风湿免疫指标：ANA（－），ENA 系列抗体（－），ACL（－），MPO-ANCA（－），PR3-ANCA（－），血 IgA、G、M、IgG4 正常，dsDNA 正常；肿瘤指标：CA125、AFP、CEA、CA199、CA50、PSA、FPSA 均正常。

肠镜检查深大溃疡不明显，但可见横结肠纵行溃疡（见图 20-1）。小肠镜检查可见深大溃疡（见图 20-2）。

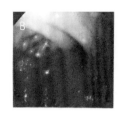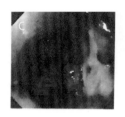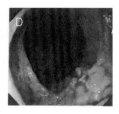

图 20-1　肠镜检查见深大溃疡不明显，但可见横结肠纵行溃疡。图 A：末段回肠；图 B：回盲瓣；图 C、D：横结肠

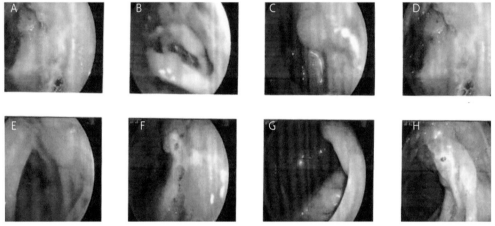

图 20-2　小肠镜检查可见深大溃疡，分布在回肠下段较为显著。图 A ～ E：回肠下段；图 F：末段回肠；图 G：回盲部；图 H：升结肠

病理科意见

　　肠镜病理（见图 20-3）提示如下。①回盲部光镜下显示：取材达黏膜下层，回盲部黏膜重度慢性活动性炎症，炎症累及黏膜下层见多发性非干酪样坏死性上皮样肉芽肿（含多核巨细胞，以朗汉氏巨细胞为主）形成；另见肉芽组织。②升结肠光镜下显示：取材达黏膜肌层，结肠黏膜中度慢性炎症，间质见多核巨细胞；另见肉芽组织。③横结肠光镜下显示：取材达黏膜下层，结肠黏膜重度慢性炎症，炎症累及黏膜下层见非干酪样坏死性上皮样肉芽肿形成（含多核巨细胞）；另见肉芽组织。

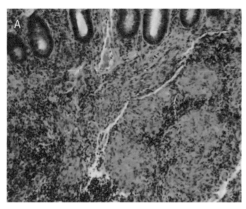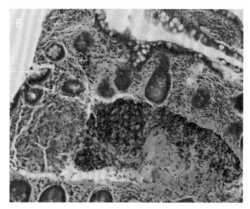

图 20-3　肠镜病理提示回盲部光镜下显示取材达黏膜下层，回盲部黏膜重度慢性活动性炎症（图 A），炎症累及黏膜下层见多发性非干酪样坏死性上皮样肉芽肿，含多核巨细胞，以朗汉氏巨细胞为主（图 B）

影像科意见

　　CTE：盆腔内小肠壁及回盲部局段肠壁增厚，回肠为著，炎症性病变可能（见图 20-4），请结合内镜结果，必要时随访。影像科整体考虑良性改变，倾向于克罗恩病。

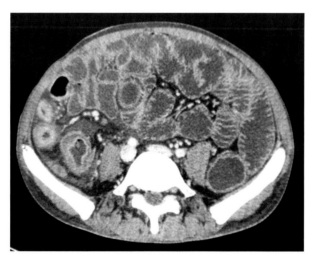

图 20-4　CTE 提示盆腔内小肠壁及回盲部局段肠壁增厚，回肠为著，炎症性病变可能

核医学科意见

该患者由于EBV阳性，小肠深大溃疡，在沟通下进行了PET-CT检查，结果提示：①盆腔内小肠、回盲部回肠端、升结肠部分肠壁多处增厚，FDG代谢增高，炎症性肠病首先考虑，建议结合肠镜表现、病理，除外淋巴瘤的可能；②肠系膜区及盆腔内多发小淋巴结，FDG代谢轻度增高；③右肺下叶背段胸膜下小斑片影，FDG代谢未见明显增高，考虑炎性改变可能性大；④肝左内叶小囊肿；⑤前列腺钙化灶。

多学科讨论中，核医学科考虑克罗恩病可能较大，结合骨穿和流式细胞均为阴性，不考虑淋巴瘤。

多学科讨论意见及处理结果

该患者诊断：克罗恩病伴EB病毒感染。

入院后先后予以左氧氟沙星注射液、头孢吡肟、奥硝唑、亚胺培南等抗感染治疗，患者有中等发热（体温＜39℃）。加用更昔洛韦抗病毒，及去甲万古霉素和头孢哌酮钠舒巴坦钠联合抗感染治疗，患者体温逐渐下降至正常，腹痛、腹泻症状略缓解（腹泻3～4次/日，伴有腹部不适感）。加用营养治疗，美沙拉秦4g/d。抗病毒治疗2周后复查，EBV-DNA低于测量下限。1个月后复查，EBV-IgM（一）。抗病毒治疗1个月后，患者腹痛、腹泻症状未改善，略有血便，予以甲强龙40mg静滴qd治疗原发病，辅以抑酸、护胃、补钙等治疗，加用硫唑嘌呤50mg qd口服，激素逐步减量（患者临床症状好转后出院）。

后续随访

硫唑嘌呤治疗5个月后，患者脱发明显，且WBC降低至$3.5×10^9$/L以下。停用硫唑嘌呤后，患者使用英夫利昔单抗（infliximab，IFX）治疗。4次IFX治疗后，患者腹泻和腹痛状态开始恢复原样（克罗恩病临床活动指数评分402分）。IFX浓度＜0.03μg/mL（正常范围＞0.5μg/mL），IFX抗体7ng/mL（正常范围＜30ng/mL）。

后续多学科讨论

该患者考虑原发性失应答。4 次 IFX 治疗后，患者腹泻和腹痛状态开始恢复原样。IFX 浓度 < 0.03μg/mL（正常范围 > 0.5μg/mL），IFX 抗体 7ng/mL（正常范围 < 30ng/mL）。

结肠镜结果和小肠镜结果分别见图 20-5 和图 20-6。患者小肠溃疡有好转，但是结肠尤其回盲部溃疡仍然较为明显，患者虽然没有 IFX 抗体，但是 IFX 浓度 < 0.03μg/mL。需要考虑三个问题：①什么因素促使复发？②还需要哪些检查？③怎样进行进一步治疗？

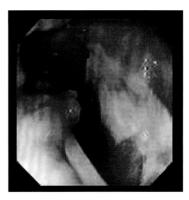

图 20-5　4 次 IFX 治疗后，患者腹泻和腹痛状态开始恢复活动期（CDAI 402 分）。肠镜可见纵行溃疡，较前改变不明显，甚至加重

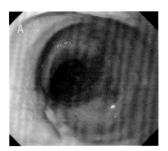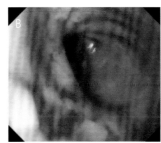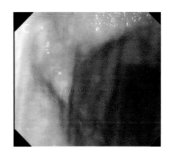

图 20-6　4 次 IFX 治疗后，患者小肠溃疡有好转（图 A），但是结肠尤其回盲部溃疡仍然较为明显（图 B 和图 C）

再次随访

进一步检查，炎症指标：WBC $1.4×10^{12}$/L，CRP 80mg/L，ESR 7mm/h；传染性疾病指标：血结核抗体（－）、T-SPOT（－），RPR（－），HIV（－），HBV-DNA < 1000，CDI（－），乙肝抗体五项（均－），HCV-Ab（－），CMV-IgG IgM（－），EBV-IgM（－），EBV-IgG（＋），EBV-DNA < 20；风湿免疫指标：ANA（－），ENA 系列抗体（－），ACL（－），MPO-ANCA（－），PR3-ANCA（－），血 IgA、G、M、IgG4 正常，dsDNA 正常；肿瘤指标：CA125、AFP、CEA、CA199、CA50、PSA、FPSA 均正常。TNFRSF1B 单核苷酸多态性（single nucleotide polymorphism，SNP）（rs1061624–rs3397，A-T）。

抗炎治疗后，患者使用他克莫司 3mg bid，症状缓解，血药浓度维持于 10 ～ 15ng/mL，出院，随访中。

总 结

单个TNFRSF1B rs1061624 或 rs3397 位点无法预测IFX的治疗效果，但是如果将这两个位点结合起来，比如单核苷酸位点A-T连锁不平衡可以预测IFX对克罗恩病的治疗效果不佳。在日本患者中，单核苷酸位点A-T连锁不平衡同时预示着这些克罗恩病患者出现瘘管的可能性较大。对于IFX因为SNP呈现的原发性失应答，不建议使用抗TNF制剂，而建议使用其他作用途径的药物。

参考文献

[1] Pierik M, Vermeire S, Steen KV, et al. Tumour necrosis factor-alpha receptor 1 and 2 polymorphisms in inflammatory bowel disease and their association with response to infliximab[J]. Aliment Pharmacol Ther, 2004, 20(3): 303-310.

[2] Steenholdt C, Enevold C, Ainsworth MA, et al. Genetic polymorphisms of tumour necrosis factor receptor superfamily 1b and fas ligand are associated with clinical efficacy and/or acute severe infusion reactions to infliximab in Crohn's disease[J]. Aliment Pharmacol Ther, 2012, 36(7): 650-659.

上海交通大学医学院附属仁济医院

沈 骏

Case 21

老年孤立性胃结节病病例多学科讨论

消化科病史汇报

患者，男性，71岁，因"间歇性上腹不适2个月"于2018年9月13日至上海瑞金医院消化科门诊就诊。患者初次发作时无明显诱因，时有上腹不适，未经治疗。病程中无腹痛、反酸、嗳气、恶心、呕吐等不适，亦无发热、盗汗、咳嗽等表现，无排便性状改变，无体质量减轻，胃纳可，睡眠情况良好。患者否认慢性病、传染病等既往史。

体格检查：神清，皮肤、巩膜无黄染，无皮下结节及红斑，全身浅表淋巴结未触及肿大。颈软，甲状腺无肿大。两肺未闻及啰音。心界无扩大，各瓣膜听诊区未闻及杂音。腹软，肝脾肋下未及，全腹部无压痛及反跳痛，肝区叩击痛阴性，移动性浊音阴性。双下肢无水肿；神经系统检查均为阴性。

实验室检查：血常规、肝肾功能、肿瘤指标、心肌蛋白、粪常规、呼气试验、T-SPOT、PPD、血粪寄生虫检查、G试验、梅毒抗体、自身免疫全套检查等均未见异常。

内镜检查：胃镜示胃体大弯侧可见多处白色结节，周边皱襞向白色结节处集中，见图21-1。肠镜未见异常。

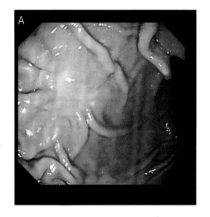

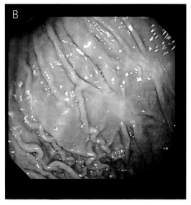

图 21-1 患者胃镜检查图示。图 A：胃体大弯侧中部白色结节；图 B：胃体大弯侧上部多发白色结节

影像学检查：进一步行胸片检查未见异常。胸腹盆CT示胃壁增厚、胆囊结石、胆囊炎，见图21-2。

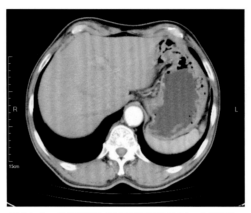

图21-2　患者腹部CT图示胃壁增厚、胆囊炎、胆囊结石

诊断与预后

该患者最终诊断为孤立性胃结节病（isolated gastric sarcoidosis），因患者拒绝糖皮质激素、免疫抑制剂等治疗，故仅予以质子泵抑制剂对症治疗，治疗后自诉临床症状改善。

消化科意见

约10%结节病累及消化道。其中，结节病累及胃部是最为常见的类型。大部分患者并无明显临床症状，往往在内镜检查和组织学活检中被"无意"发现，内镜下表现易被忽略，故该病漏诊率较高。仅少数患者可出现腹痛、恶心、呕吐、呕血和黑便等症状。胃镜检查中可见胃黏膜充血、水肿、糜烂，有时可见白色结节形成。可通过组织学活检发现病灶处肉芽肿结节形成而确诊。

本病例为老年患者，临床表现无特异性，仅因腹部不适就诊，于胃镜检查中发现胃体处多发白色结节，组织病理检查为肉芽肿性结节，且未发现呼吸道等其他系统累及的证据，亦排除了由感染引起的继发性病理改变的可能，最终确诊为孤立性胃结节病。

病理科意见

于胃体白色结节处活检后病理提示：胃体浅表黏膜慢性活动性炎，固有层内见散在肉芽肿性结节（见图 21-3）。肉芽肿结节（granulomas）并非是克罗恩病特有的组织学特征。肉芽肿结节是由巨噬细胞及其演化的细胞局限性浸润和增生所形成的界限清楚的结节状病灶，可由感染、异物和自身免疫异常等多种因素造成，如幽门螺杆菌、结核杆菌、组织胞浆菌和梅毒螺旋体等感染等。研究认为，克罗恩病患者胃体中上部和胃体下部活检取得肉芽肿结节的概率分别为6.1%和25%。本病例既往无胃肠道不适病史，胃镜表现缺乏典型上消化道克罗恩病的表现，其余检查亦无克罗恩病的诊断证据，故临床诊断不考虑克罗恩病。

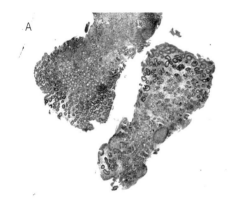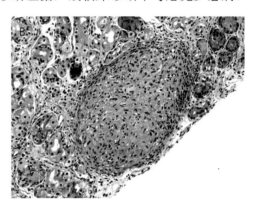

图21-3 胃体组织病理。图A（HE，×40）：胃体浅表黏膜慢性活动性炎，固有层内见散在肉芽肿性结节；图B（HE，×100）：固有层内肉芽肿性结节

总 结

结节病是一种多系统、非传染性、病因尚不完全明确的肉芽肿性疾病，以肉芽肿结节形成为主要特征。此病可累及全身各器官，最常累及纵隔和肺门淋巴结，亦可累及肺、肝、眼、皮肤和神经系统，而较少见消肠道累及。对结节病的诊断是一种排他性诊断，临床医师需至少在患者全身一处脏器内发现临床、病理、影像符合的结节病表现，并谨慎排除由寄生虫、真菌、分枝杆菌感染引起的继发性病理改变。约10%结节病累及消化道，其中胃结节病是最为常见的类型。大部分患者并无明显临床症状，仅0.1%～0.9%患者可出现腹痛、恶心、呕吐、呕血和黑便等症状。胃镜检查中可见胃黏膜充血、水肿、糜烂，有时可

见白色结节形成。通过组织学活检，可发现病灶处肉芽肿结节形成而确诊。

孤立性胃结节病是指缺乏其他系统症状（如呼吸道症状等）及检查证据的，受累部位仅局限于胃的结节病。孤立性胃结节病较为罕见，通过检索文献可知当前全球仅见数例个案报道。目前认为其发病机制为患者机体中过度免疫应答，如T细胞和巨噬细胞的相互作用，参与肉芽肿形成。因此，对于病情较轻的患者，可仅予以质子泵抑制剂等对症治疗；对于病情较重的患者，可给予糖皮质激素、免疫抑制剂治疗；而对于反复发作的难治性结节病患者，有观点认为抗肿瘤坏死因子 -α 制剂可获得良好疗效。

综上所述，同一疾病可有多种病理表现，而多个疾病也可出现同一种病理表现。此时，"病理为诊断金标准"的这一准则并不能完全让我们一步了解疾病真相，我们需根据患者年龄、既往病史、详细的体格检查及相关辅助检查等进行综合分析，以做出准确诊断。

参考文献

[1] Patel RV, Winter RW, Chan WW, et al. Isolated gastric sarcoidosis: a rare entity[J]. BMJ Case Rep, 2017, 2017: bcr2017219682.

[2] Stemboroski L, Gaye B, Makary R, et al. Isolated gastrointestinal sarcoidosis involving multiple gastrointestinal sites presenting as chronic diarrhea[J]. ACG Case Rep J, 2016, 3(4): e198.

[3] Sameh S, Mohamed Salah H, Mohamed G, et al. Gastric sarcoidosis: rare revealing feature of systemic sarcoidosis[J]. Arab J Gastroenterol, 2020, 21(1): 62-64.

上海交通大学医学院附属瑞金医院
顾于蓓

Case 22

小肠多发表浅溃疡、狭窄伴贫血病例多学科讨论

消化科病史汇报

患者，男性，45岁，主诉"反复黑便3年，间断腹痛2年"。入院时间：2019年1月。

现病史：患者自2016年以来反复排黑便，血红蛋白52g/L，呈小细胞低色素性贫血。2017年以来反复下腹痛，在进食较多时出现。2018年11月，患者于外院胶囊内镜检查发现小肠多发溃疡改变，呈节段性分布，溃疡表浅（见图22-1A～C）。2019年1月，患者因贫血加重就诊于我院。

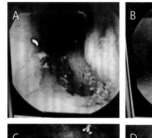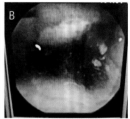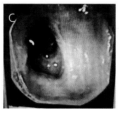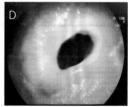

图22-1 胶囊内镜改变。图A～C：外院胶囊内镜可见小肠多发环形溃疡；图D：我院双气囊小肠镜发现回肠中段1处环形溃疡伴管腔狭窄

入院查体：左下腹压痛，无反跳痛及肌紧张。

辅助检查：血红蛋白53g/L（110～150g/L）；铁蛋白1.9ng/mL（11～336.2ng/mL）；CRP及血沉正常；白蛋白37g/L（35～53g/L）；便潜血阴性；病毒检测阴性（CMV、EBV、单纯疱疹病毒）；PPD皮试阳性；T-SPOT.TB阳性。小肠镜（见图22-1D）提示：回肠中段环周溃疡伴管腔狭窄，小肠镜不能通过。病理提示：肠黏膜慢性炎症伴局灶腺体轻度不典型增生。胸部CT提示右肺上叶病灶。小肠CTE（见图22-2A～C）：右中下腹末端回肠多发节段性狭窄，狭窄段范围较短，肠壁增厚不明显。

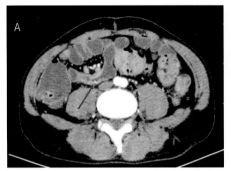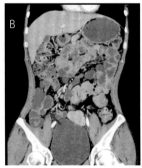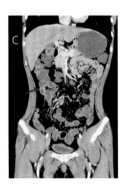

图 22-2　小肠 CT 成像。图 A ～ B:（抗结核治疗前）小肠多发狭窄，肠壁强化，肠壁水肿不明显；图 C:（抗结核 3 个月；11 个月后复查）肠壁增厚程度较前有所加重

结核专科意见

　　患者 PPD 皮试及 T-SPOT.TB 均为阳性，肺 CT 显示右肺上叶病灶，小肠多发溃疡性病变。综合病情，肺部不排除肺结核，肠道病变不排除肠结核，建议行诊断性抗结核治疗（异烟肼、利福平、吡嗪酰胺、乙胺丁醇），3 个月后复查内镜。

影像科意见

　　患者 CT 小肠成像显示第 5 组小肠可见 3 ～ 4 处肠道管腔狭窄，病变范围较局限，总范围长约 15cm；肠壁轻度增厚，水肿不明显，界限清晰；小肠系膜多发淋巴结肿大（见图 22-2A ～ B）。

消化科意见

　　患者反复排黑便伴贫血，反复出现肠不全梗阻症状，内镜提示小肠多发环形浅溃疡伴管腔狭窄、溃疡病变界限清晰，影像学提示病变范围较局限（约 15cm），病理提示肠黏膜慢性炎症伴局灶腺体轻度不典型增生，且患者 CRP 及血沉均正常，故临床上不排除隐源性多灶性溃疡性狭窄性小肠炎（cryptogenic multifocal ulcerous stenosing enteritis，CMUSE）的可能。但患者 PPD 皮试及 T-SPOT.TB 均为阳性，肺 CT 显示右肺上叶病灶，小肠多发溃疡性病变，结核病院会诊后考虑不排除肺结核、肠结核的可能。因此，建议患者抗结核试验治疗，3 个月后复查 CT 小肠成像。

初步诊断

小肠多发溃疡（CMUSE？肠结核待排除）。

诊疗过程

给予患者诊断性抗结核治疗 3 个月（异烟肼、利福平、吡嗪酰胺、乙胺丁醇）。患者口服抗结核药期间仍有腹痛及黑便，用药 3 个月后自行停药，未复查内镜。停药后，患者仍有黑便及腹痛，血红蛋白 60～70g/L 左右。2019 年 12 月，患者为复查再次入院。复查血红蛋白 55g/L，CRP 及血沉正常，白蛋白正常，CT 小肠成像提示肠壁增厚程度较前加重（见图 22-2C）。

影像科意见

患者抗结核治疗 3 个月，复查胸部 CT，其右肺上叶病灶较前有所减小，病灶考虑暂时处于稳定期。患者经过 3 个月抗结核治疗，对比其 11 个月前的腹部 CT，小肠多处仍存在狭窄，肠壁无水肿，肠壁增厚程度较前有所加重（见图 22-2C）。

外科意见

患者有慢性消化道失血症状，有反复不全肠梗阻表现，CT 显示小肠病变范围较为局限且存在管腔狭窄，目前小肠多发溃疡病因不明确，内科尚无明确治疗方向及方案。综合上述情况，患者有外科手术适应证，可手术切除狭窄肠段解决消化道梗阻及慢性失血问题，手术标本送检病理有利于疾病的诊断。

消化科意见

患者有慢性消化道失血，贫血严重，反复发作肠梗阻，CRP 及血沉多次检测均正常，内镜提示小肠多发环形浅溃疡伴管腔狭窄、溃疡病变界限清晰，影像学提示病变范围较局限，抗结核治疗无效。综合上述情况，可以排除肠结核，不排除CMUSE的可能。如果为CMUSE，糖皮质激素及生物制剂疗效不确切，手术后容易复发。综合多学科讨论意见，建议手术切除病变肠段，送检病理以进一步明确诊断，指导下一步内科治疗。

患者于2019年12月11日接受手术治疗。手术中在距离回盲部25cm处的回肠发现3处小肠狭窄性病变，长度约15cm（见图22-3A）；探查其余小肠未见异常。共切除小肠约35cm，行小肠侧侧吻合。剖开切除的标本，可见3处小肠溃疡，形成瘢痕样狭窄（见图22-3B）。

病理科意见

手术切除标本在狭窄处黏膜可见浅表溃疡，黏膜下层纤维增生和黏膜肌增生，神经纤维增生，淋巴滤泡形成，一些呈灶状分布的浆细胞、淋巴细胞浸润；固有肌层及浆膜层无炎症改变。在溃疡处组织可见浅表溃疡，黏膜下层淋巴细胞、浆细胞浸润，胶原纤维轻度沉积。狭窄之间及肠管其余各处基本正常。肠系膜血管无异常。手术病理诊断符合CMUSE（见图22-3C）。

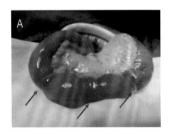 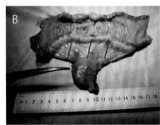 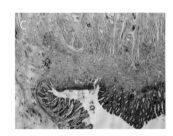

图22-3　手术切除标本及病理。图A：手术标本可见回肠3处狭窄；图B：剖开肠管，可见约15cm长度范围内有3处环形溃疡；图C：（手术病理）狭窄处见黏膜溃疡，黏膜下层见黏膜肌增生、纤维增生，淋巴滤泡形成，固有肌层及浆膜层无炎症改变

最终诊断

CMUSE。

后续随访

术后，患者腹痛缓解，于2020年1月出院。出院前，患者血红蛋白98g/L。因手术已切除病变肠段，无残存病灶，故未用药治疗。

2020年6月，患者因贫血加重（血红蛋白45g/L），再次入院。复查胶囊内镜（见图22-4）显示吻合口黏膜充血，可见糜烂及少量新鲜出血，余所见未见异常。考虑CMUSE复发。给予患者醋酸泼尼松片（50mg/d）口服联合沙利度胺（25mg/d）口服控制病情。醋酸泼尼松片按计划逐渐减量，直至停药。沙利度胺逐渐加量至100mg/d口服，并维持治疗。同时给予输血、补充铁剂等治疗。

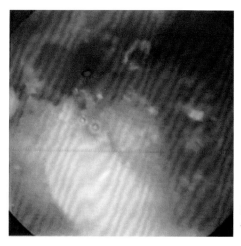

图22-4 术后6个月胶囊内镜显示吻合口黏膜糜烂伴新鲜出血

2020年11月，患者醋酸泼尼松片按计划减量，逐渐停药，总疗程6个月；自行停用沙利度胺，总疗程6个月；停药时血红蛋白56g/L。

2021年2月，患者仍有间断腹痛，无腹泻，间断口服铁剂。血红蛋白50g/L，间断输血。

总 结

本例患者的首发症状为慢性消化道出血，贫血严重，后出现反复肠不全梗阻症状，内镜下表现为小肠多发环形溃疡，溃疡表浅且界限清晰，但管腔狭窄很明显，这些特点与克罗恩病不相符。影像学显示病变累及范围较小（仅为

15cm），肠壁水肿不明显，且多次化验CRP及血沉均正常，这亦与克罗恩病不同。患者经规范的3个月抗结核治疗后，肠道病变无改善，可以明确排除肠结核。但患者临床诊断尚不明确，临床症状无法改善，病变范围又较为局限。在这种情况下，外科手术是很正确的选择。一方面，手术可以切除病变肠段，解决消化道失血及肠梗阻的问题；另一方面，手术切除的组织进行病理学检查有助于明确诊断，指导下一步治疗。最终根据手术病理结果，明确诊断为罕见疾病CMUSE。

CMUSE是一种病因不明的罕见的小肠溃疡性疾病，目前尚无统一的诊断标准。本病的主要临床特点为小肠多发表浅溃疡且与周围黏膜界限分明，病变累及黏膜层及黏膜下层，有肠腔狭窄，患者反复出现肠梗阻和不同程度的慢性小细胞低色素性贫血，CRP和血沉大多在正常范围内，需要排除其他原因所致的小肠溃疡。目前，对CMUSE尚无统一的治疗方案；应用较多的是糖皮质激素，但容易产生激素依赖，易复发，少数患者可能出现激素抵抗。对于激素依赖或抵抗的患者，可以考虑联合使用免疫抑制剂（如甲氨蝶呤、沙利度胺等）。5-氨基水杨酸和硫唑嘌呤对本病无效。也有应用英夫利昔单抗成功治疗CMUSE的病例报道。外科手术可以切除病变小肠，但术后易复发。

回顾本例患者的诊疗过程，我们在诊断方面是很成功的。但患者在术后6个月复发，再次出现消化道出血，我们应用糖皮质激素联合沙利度胺治疗仍未能改善贫血。随着病情的进一步进展，患者有可能再次出现肠梗阻症状。

参考文献

[1] Perlemuter G, Guillevin L, Legman P, et al. Cryptogenetic multifocal ulcerous stenosing enteritis: an atypical type of vasculitis or a disease mimicking vasculitis[J]. Gut, 2001, 48(3): 333-338.

[2] Hosoe N, Ohmiya N, Hirai F, et al. CEAS Atlas Group. Chronic enteropathy associated with SLCO2A1 gene [CEAS]-characterisation of an enteric disorder to be considered in the differential diagnosis of Crohn's disease[J]. J Crohns Colitis, 2017, 11(10): 1277-1281.

[3] Chang DK, Kim JJ, Choi H, et al. Double balloon endoscopy in small intestinal Crohn's disease and other inflammatory diseases such as cryptogenic multifocal ulcerous stenosing enteritis (CMUSE)[J]. Gastrointest Endosc, 2007, 66(3 Suppl): S96-S98.

中国医科大学附属盛京医院

解　莹（消化内科）　田　丰（消化内科）

张　宏（结直肠外科）　高玉颖（影像科）

舒　红（病理科）

Case 23

缺血性肠病病例多学科讨论

病史简介

患者，女性，61岁，主因"便血2天"入院。

现病史：入院前2天出现便血，2~3次/天，伴左下腹痛，无发热、乏力、心悸等不适。查血常规示WBC15.81×10⁹/L，N% 84.51%，Hb 140g/L。肠镜示（见图23-1）肠腔内可见大量血迹，进镜50~60cm可见黏膜充血、水肿、溃烂、出血，未能继续进镜。为求进一步诊治收入我科。

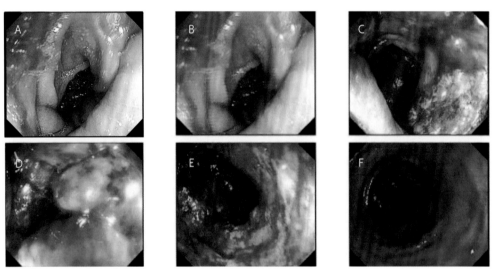

图23-1 结肠镜所见50cm及以远（图A和图B），50~60cm（图C~图E），60cm（图F）

既往史：既往体健。

体格检查：皮肤、黏膜未见苍白，腹壁柔软，左下腹压痛，无反跳痛，肝肋下未触及，脾肋下未触及，未触及腹部包块。无肝区叩击痛，无肾区叩击痛，移动性浊音（一）。

实验室检查：凝血功能FIB 4.06g/L，D-二聚体 4674ng/mL；ALB 32g/L，钾 2.6mmol/L，钙 2.03mmol/L；红细胞沉降率 34mm/h；CRP 6.68mg/dL。肿瘤全项（－），结核相关化验（－），便培养（－），粪钙卫蛋白 366.0μg/L。

全腹强化CT：横结肠、结肠脾曲肠壁增厚，浆膜面毛糙，系膜水肿，首先考虑缺血性肠炎，肿瘤性病变及炎症性肠病待排除。

影像科意见

患者全腹强化CT可见横结肠、结肠脾曲肠壁增厚，管壁僵硬，管腔狭窄，黏膜层及肌层显著强化，黏膜下层强化程度减低，呈明显的"靶征"。浆膜面毛糙，结肠结构消失，系膜水肿，周围脂肪密度增高，其近端肠管扩张，有积气、积液等肠梗阻表现（见图 23-2）。上述表现符合缺血性肠炎影像学改变，但需注意与肿瘤性疾病及炎症性肠病鉴别。

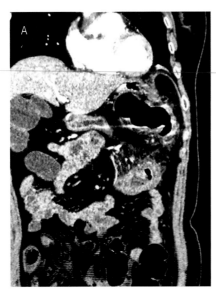
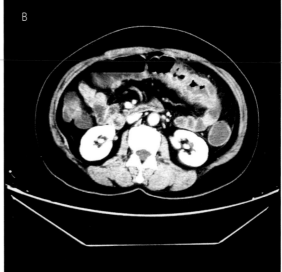

图 23-2　CTE 冠状位二维重建（图 A），CTE 显示明显"靶征"（图 B）

对于怀疑缺血性肠病的患者，在病情允许的情况下，均建议行肠系膜血管CAT 及 CTV检查，观察肠系膜上下动脉及其主要分支是否有栓塞，肠系膜上静脉及主要属支是否存在血栓形成。

缺血性肠病患者在CT显示的肠系膜与肠壁表现包括血运性肠梗阻、肠壁增厚及强化程度减低、肠系膜水肿、积液、腹腔积液以及其他器官梗死等。

如出现腹腔游离气体、肠壁与门静脉积气，则是肠坏死的重要征象。

病理科意见

患者肠镜活检病理（见图23-3）可见黏膜全层出血性坏死，坏死周边表浅糜烂，糜烂处黏膜腺体萎缩，间质散在急、慢性炎症细胞浸润，残存黏膜隐窝结构规则，切片中未见黏膜下组织及血管结构。结合临床，符合缺血性肠病。

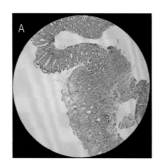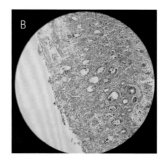

图 23-3　肠镜活检病理。图 A：肠黏膜全层出血、坏死、糜烂，腺体萎缩，糜烂周边黏膜隐窝结构规则（×100）；图 B：显示肠黏膜坏死糜烂面及深部萎缩腺体，间质出血（×200）

诊治经过

入院后，予以禁食、禁水、补液等对症支持治疗。同时给予抗感染、调节肠道菌群、改善微循环治疗。患者症状显著好转，无便血、腹痛症状。

1周后复查肠镜（见图23-4）：进镜90cm达回盲部，距肛门口60～50cm横结肠可见黏膜散在水肿、溃疡，较前显著缓解。

结合患者病史、影像学检查、内镜检查、活检病理结果以及治疗转归，考虑缺血性结肠炎诊断明确。

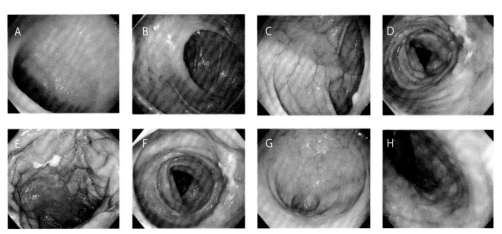

图 23-4　结肠镜所见。图 A: 回肠末端；图 B: 回盲瓣；图 C: 升结肠；图 D: 距肛门口 60cm；图 E: NBI；图 F: 距肛门口 50cm；图 G: 距肛门口 30cm；图 H: 肛门口

总　结

　　缺血性肠病是因营养肠道的动脉血供或静脉血流障碍引起的肠道缺血性损伤，分为急性肠系膜缺血（acute mesenteric ischemia，AMI）、慢性肠系膜供血不足（chronic mesenteric ischemia，CMI）和缺血性肠炎（ischemia colitis，IC）。本例病例诊断为缺血性肠炎。

　　缺血性肠炎是病因不明的结肠血供小血管非闭塞性缺血，常见的特殊诱因包括药物、潜在高凝状态等。缺血性结肠炎的好发部位以左半结肠为主，常见的部位包括结肠脾区、乙状结肠、回盲部。缺血性肠炎的临床表现主要为腹痛、腹泻以及便血，多呈急性起病，需要与急性肠系膜缺血相鉴别。临床考虑对于缺血性肠病的患者，在病情允许的情况下，均建议行肠系膜血管CTA及CTV检查，观察肠系膜上下动脉及其主要分支是否存在栓塞，肠系膜上静脉及主要属支是否存在血栓形成。缺血性肠病患者的CT表现包括血运性肠梗阻、肠壁增厚及强化程度减低、肠系膜水肿、腹腔积液以及其他器官梗死等。与急性肠系膜缺血相比，缺血性肠炎患者病情相对平稳，腹痛、便血程度相对较轻。肠镜检查是缺血性肠炎诊断的首选。缺血性肠炎的内镜表现多种多样，轻者可为黏膜水肿、糜烂，重者可呈现黏膜发蓝伴深溃疡形成。缺血性结肠炎治疗以对症治疗为主，多数病例预后良好，但需警惕，若出现结肠坏死表现，应及时进行外科手术治疗。

本例患者为中年女性，急性起病，主要症状为腹痛、便血，肠镜可见结肠黏膜水肿、溃疡形成，病变范围位于横结肠，累及范围约10cm，腹部CT评价病变范围与肠镜一致，病理学可见黏膜全层出血性坏死，残存黏膜隐窝结构规则，符合缺血性肠炎病理学改变，给予对症支持治疗后预后良好，诊断明确。

参考文献

[1] Brandt LJ, Feuerstadt P, Longstreth GF, et al. American College of Gastroenterology. ACG clinical guideline: epidemiology, risk factors, patterns of presentation, diagnosis, and management of colon ischemia [J]. Am J Gastroenterol, 2015, 110(1): 18-44.

[2] Doulberis M, Panagopoulos P, Scherz S, et al. Update on ischemic colitis: from etiopathology to treatment including patients of intensive care unit[J]. Scand J Gastroenterol, 2016, 51(8): 893-902.

[3] Tadros M, Majumder S, Birk JW. A review of ischemic colitis: is our clinical recognition and management adequate? [J]. Expert Rev Gastroenterol Hepatol, 2013, 7(7): 605-613.

天津医科大学总医院肠病管家肠安IBD团队

宋　岩（消化科）　　赵　新（影像科）

宋文静（病理科）　　曹晓沧（消化科）

Case 24

以肠道溃疡伴色泽改变的腹痛病例多学科讨论

消化内科病史汇报

女性，50 岁，主诉"间断腹痛 1 年，再发 1 月余"，收入西京医院消化内科。既往史：乙肝 30 余年，自行服用中药治疗 30 余年。中药配方：茵陈 30 克，甘草 3 克，神曲 3 克，车前子 9 克，麦芽 15 克，丹皮 9 克，山楂 15 克，山枝 6 克，白芍 15 克，五味子 3 克。饮白蒿水 10 余年。患者于 2017 年 9 月无明显诱因出现腹痛，累及全腹部，以中上腹部为著，NRS 5 ～ 7 分，无发热、恶心、呕吐、腹泻、便血等，就诊于当地医院，诊断为"阑尾炎"，行阑尾切除术，术后疼痛消失。2018 年 7 月，腹痛间断发作 4 次，伴呕吐，非喷射性，对症治疗好转。2019 年 4 月，再发腹痛、呕吐，排大便后症状缓解，无发热、口腔溃疡、皮疹、关节疼痛、肛周脓肿等，就诊于当地县医院。2019 年 4 月胃镜：慢性非萎缩性胃炎；结肠镜：升结肠可见节段性溃疡，表面覆少许白苔，周边黏膜粗糙，活检质脆、易出血，升结肠扩张差，乙状结肠以上的肠管黏膜色泽呈紫蓝色，直肠黏膜光滑。内镜诊断：升结肠多发溃疡，性质待定。结肠镜病理：黏膜慢性炎。全腹部 CT 平扫：①肝胆胰脾平扫未见异常，横结肠周围多发钙化灶；②盆腔内有少许积液；③右腹部部分肠管扩张、积液，肠管壁稍增厚，腹膜后未见明显肿大淋巴结。当地医院予以"通便、补液支持"等治疗，腹痛、呕吐缓解。我院门诊以"腹痛待查，升结肠多发溃疡，不全性肠梗阻"收入院。发病以来，患者食欲差，体力尚可，体重指数 25.3kg/m^2。查体：皮肤、巩膜无黄染，腹软，无压痛，无反跳痛，未触及明显包块及胃肠型。辅助检查：血常规 WBC 2.56×10^9/L，Hb 106g/L，MCV 77.2 fL，MCHC 316g/L，

PLT 139×10⁹/L，嗜酸性粒细胞绝对值、百分率正常；肝、肾功能正常；肿瘤标志物正常；血凝四项、D-二聚体正常；超敏CRP < 0.809mg/L；ESR 35mm/h；乙肝1、4、5阳性，高敏HBV-DNA 1.56E＋4 U/mL；丙肝、HIV阴性；病毒十项：EBV-衣壳抗体IgG阳性，EBV-核抗体IgG阳性；免疫球蛋白及补体系列、自身抗体系列、ANCA阴性；T-SPOT.TB阴性。腹部超声：肝脏大小正常，慢性肝损害，脾脏大小正常；门静脉、下腔静脉、肝静脉内径正常，血流通畅。X线：双膈下未见游离气体影；肠管有少许积气影，未见气-液平面。结肠镜（见图24-1）：回肠末端黏膜未见异常，全结肠黏膜可见蓝灰色改变，升结肠、横结肠可见两处溃疡，底覆白苔，周围黏膜充血、水肿，取材质软，直肠黏膜光滑、柔软。

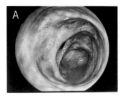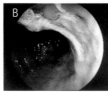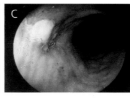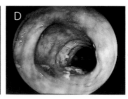

图24-1　肠镜显示回肠末端黏膜未见异常，全结肠黏膜可见蓝灰色改变，升结肠、横结肠可见两处溃疡，底覆白苔，周围黏膜充血水肿，取材质软，直肠黏膜光滑柔软。图A：升结肠；图B：横结肠；图C：横结肠；图D：降结肠

病理科意见

研究报道，特发性肠系膜静脉硬化性肠炎的病理表现可见静脉壁纤维化增厚伴钙化，血管周围胶原沉积，小血管壁浆膜下层见泡沫状巨噬细胞，不伴有静脉血栓和淀粉样蛋白沉积。但临床诊断不应仅依靠病理结果。患者外院肠镜病理仅提示黏膜慢性炎。我院复查结肠镜，病理提示（见图24-2）：（升结肠）黏膜下及黏膜内局部区域血管呈硬化性改变，固有层较多嗜酸性粒细胞浸润（约70/HPF），灶性活动性炎，溃疡形成；（横结肠）黏膜内广泛血管硬化性改变，固有层较多嗜酸性粒细胞浸润（约40/HPF），灶性活动性炎。但患者血液中嗜酸性粒细胞绝对值、百分率正常，故嗜酸性粒细胞肠炎的证据不充分。结合影像学及结肠镜改变，可支持特发性肠系膜静脉硬化性肠炎的病理改变。

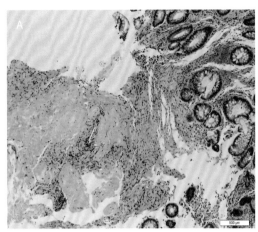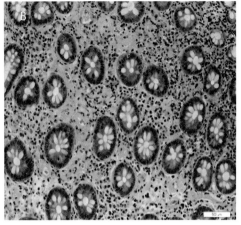

图 24-2　病理提示（HE 染色，×200）。图 A：（升结肠）黏膜下及黏膜内局部区域血管呈硬化性改变，固有层较多嗜酸性粒细胞浸润（约 70/HPF），灶性活动性炎，溃疡形成；图 B：（横结肠）黏膜内广泛血管硬化性改变，固有层较多嗜酸性粒细胞浸润（约 40/HPF），灶性活动性炎

影像科意见

特发性肠系膜静脉硬化性肠炎的典型影像学表现如下。腹部平片：线性钙化灶，尤以升结肠多见。钡剂灌肠可见结肠壁增厚，结肠袋消失，结肠蠕动功能下降，可见近端结肠狭窄伴指压征。腹部平扫及增强CT：肠壁增厚，肠壁周围见线状钙化灶。其中，①部位：均发生于结肠，多见同时累及升结肠和横结肠，少见累及更广泛结肠；②钙化：早期可无，大部分仅出现在肠系膜上静脉及其属支，以右半结肠多见，显示为肠系膜静脉所属的直小静脉及边缘静脉的线条状钙化，轴位上钙化呈细小"点状"，容易遗漏；③肠壁：受累结肠肠壁肿胀增厚，管壁稍僵硬，部分病例结肠袋消失。

该患者腹部双源CT提示（见图 24-3）：升、横结肠肠壁增厚，局部肠腔扩张，肠腔内多发粪石；升、横结肠周围可见多发钙化的静脉血管丛。符合特发性肠系膜静脉硬化性肠炎的影像学改变。

外科意见

该患者临床表现为腹痛、呕吐，排大便后症状缓解，考虑不全性肠梗阻。结肠镜及活检无恶性肿瘤的证据，暂不考虑手术。

确定诊断：特发性肠系膜静脉硬化性肠炎。

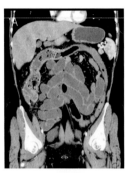
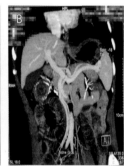
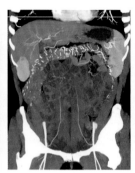
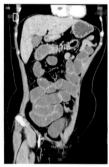

图 24-3　该患者腹部双源 CT。图 A：升、横结肠肠壁增厚，局部肠腔扩张；图 B 和图 C：升结肠、横结肠周围可见多发钙化的静脉血管丛；图 D：横结肠周围静脉呈"点状"钙化

治 疗

①停用所服中药；②进易消化饮食，保持大便通畅；③给予美沙拉秦 4g/d（2 个月），有助于肠道溃疡愈合；④给予核苷酸类似物抗乙肝病毒治疗。

后续随访

半年后随访，患者无腹痛、呕吐，解黄色软便（1 次/日）。

总 结

特发性肠系膜静脉硬化性肠炎的主要特征为肠系膜上静脉及其属支广泛钙化，伴右半结肠壁增厚。其是缺血性结肠炎较为罕见的一种类型，患者常以肠梗阻就诊。Koyama 等于 1991 年首次报道了该病，当时该病称为"慢性静脉炎"。"静脉硬化"的概念由 Yao 等于 2000 年提出。Iwashita 等于 2003 年将其命名为特发性肠系膜静脉硬化性肠炎。特发性肠系膜静脉硬化性肠炎的病例数在亚洲明显高于欧美国家，患者多为中国人、日本人，可能与种族有关，年龄 30 ~ 86 岁，男女比例为 3：10。病因涉及基因表达、饮食习惯和长期服用某些药物等，多数患者有中草药服用史或药酒饮用史（栀子、五加皮酒等）。其发病机制为静脉压长期持续增加，使静脉处于慢性缺氧状态，以致闭塞钙化。临床表现有腹痛、腹泻、反复恶心呕吐、粪便潜血试验阳性等，常以肠梗阻为首发症状，症状可自行缓解。结肠镜可见肠壁充血、水肿、僵硬，变暗、变紫、变蓝，可见不规则小溃疡，肠壁结肠袋消失。

该患者以腹痛起病，有阑尾切除术手术史，肠道可见不规则良性溃疡。对此，部分医生可能会考虑克罗恩病的可能性。但是综合分析，该患者服用中药30余年，以腹痛、呕吐等不完全性肠梗阻为主要表现，结肠镜下可见肠壁呈蓝灰色改变，病理上可见局部区域血管呈硬化性改变，影像学检查可见升、横结肠周围多发钙化的静脉血管丛，这些表现均符合特发性肠系膜静脉硬化性肠炎的诊断。

诊断困难的原因：临床及影像学医生对影像学中静脉硬化的认识尚不足，对内镜下肠黏膜呈紫黑色、紫蓝色等表现不敏感。通过该病例的学习，对于近期出现腹痛、恶心、呕吐并出现肠梗阻表现的患者，如还有一些危险因素，尤其是长期服用中草药史等，应综合影像学表现、内镜表现和病理特征，及时做出诊断。

参考文献

[1] Iwashita A, Yao T, Schlemper RJ, et al. Mesenteric phlebosclerosis: a new disease entity causing ischemic colitis[J]. Dis Colon Rectum, 2003, 46 (2): 209-220.

[2] Koyama N, Koyama H, Hanashima T, et al. A Case of right-sided constrictive ischemic colitis presenting with a chronic course[J]. Stom Intest (Tokyo), 1991, 26: 455-460.

[3] Yao T, Iwashita A, Hoashi T, et al. Phlebosclerotic colitis:value of radiography in diagnosis—report of three Case s[J]. Radiology, 2000, 214 (1): 188-192.

空军军医大学第一附属医院西京医院

刘真真　时艳婷　梁洁

Case 25

溃疡性结肠炎合并免疫检查点抑制剂相关结肠炎病例多学科讨论

消化科病史汇报

患者，男性，67岁，因"脓血便10个月，咳嗽、咯血7个月，腹泻2周"于2020年4月入院。

患者于2019年6月无诱因出现腹泻，便中有脓血，每天3～4次，伴里急后重。外院结肠镜显示：阑尾开口充血水肿，多发点状糜烂；乙状结肠、直肠充血水肿，弥漫分布点片糜烂、溃疡，上覆白苔，血管纹理消失；考虑溃疡性结肠炎（左半结肠型），服用美沙拉秦1g qid 1个月后好转。2019年9月，患者出现咳嗽、咯血，不伴胸痛、发热。胸部增强CT示：左肺上叶团块影；予以左氧氟沙星0.5g qd抗感染治疗，无好转。2020年2月，患者咯血加重，行胸腔镜左肺上叶活检，诊断为左肺上叶鳞癌（cT$_4$N$_3$M$_{1a}$，Ⅳa期），予以卡铂＋紫杉醇＋PD-1方案治疗。2020年4月中旬，2程PD-1联合化疗（3月11日、3月31日）后，患者出现腹泻，大便15～20次/天，多为稀糊便或稀水样便，无明显黏液脓血，无腹痛，体重下降4kg。为进一步诊治，收入院。患者既往有10年高血压病史，药物控制可。查体：血压124/80mmHg，心率102次/分钟，腹软无压痛，肠鸣音稍活跃。

入院后完善辅助检查：血常规WBC 5.97×10^9/L，HGB 89g/L，PLT 350×10^9/L；便常规：褐色糊便，WBC 3～6/HPF，RBC 3～6/HPF，OB＋；生化：ALB 34g/L，Cr 81μmol/L；炎症指标：ESR 50mm/h，hsCRP 54.03mg/L；血CMV-DNA、CMV-pp65、EBV-DNA（－）；便艰难梭菌毒素A和B（CDAB）、细菌培养、真菌培养（－）。

2020 年 4 月 27 日结肠镜示：回肠末端黏膜未见异常，盲肠肿胀、点状糜烂，脾曲以远的结直肠黏膜血管纹理消失、结肠袋消失，黏膜弥漫充血水肿、糜烂；距肛 30cm 以远的病变明显，多发地图样溃疡，黏膜质脆，接触出血（见图 25-1）。黏膜活检病理：盲肠、降结肠、乙状结肠、直肠可见急慢性炎、隐窝炎、隐窝脓肿。腹盆部增强 CT：乙状结肠肠壁略增厚伴强化，形态僵直，结肠袋消失，溃疡性结肠炎可能（见图 25-2）。考虑免疫检查点抑制剂相关结肠炎并溃疡性结肠炎活动（Mayo 内镜评分 3）。4 月 28 日开始，静脉输注甲强龙 40mg q12h 共 6 天，40mg qd 共 3 天，改为口服强的松 50mg qd 并每 2 ～ 3 天减 5mg，同时予美沙拉秦 1g qid，症状好转。

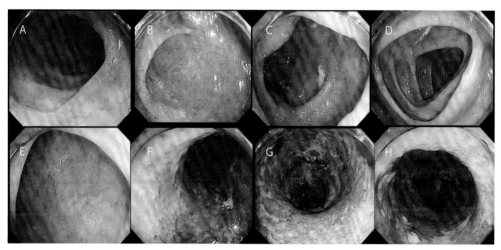

图 25-1　结肠镜检查（2020 年 4 月 27 日）回肠末端黏膜未见异常，盲肠肿胀、点状糜烂，脾曲以远的结直肠黏膜血管纹理消失、结肠袋消失，黏膜弥漫充血水肿、糜烂；距肛 30cm 以远的病变明显，多发地图样溃疡，黏膜质脆，接触出血。图 A：末端回肠；图 B：阑尾开口；图 C：回盲瓣；图 D：升结肠；图 E：脾曲；图 F：降结肠；图 G：乙状结肠；图 H：直肠

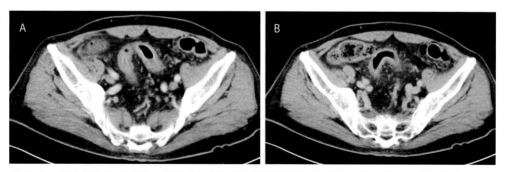

图 25-2　腹盆部增强 CT（图 A 和图 B）示乙状结肠肠壁略增厚伴强化，形态僵直，结肠袋消失，考虑溃疡性结肠炎可能

2020年5月，激素减量过程中，患者反复腹泻，解黏液血便，后加重至20次/天，伴食欲减退、少尿、体重下降。血常规：WBC 3.29×10⁹/L，N% 75.4%，HGB 97g/L，PLT 245×10⁹/L；便常规：褐色黏液便，WBC大量，RBC 10～15/HPF，OB＋，可见成堆脓细胞；ESR 50mm/h，hsCRP 147.81mg/L；便培养、便CDAB（－）；血CMV-DNA 680/mL。

2020年5月27日复查结肠镜：进镜至降结肠，所见结肠、直肠弥漫充血水肿，广泛分布不规则浅溃疡，部分为深溃疡，部分溃疡呈虫蚀样，表面见较多脓性分泌物（见图25-3）。病理：左侧结肠慢性活动性肠炎伴溃疡，原位杂交结果：（乙状结肠、直肠）CMV ISH（＋）。考虑合并CMV感染，于2020年5月26日予以更昔洛韦250mg q12h抗病毒治疗，症状部分缓解。

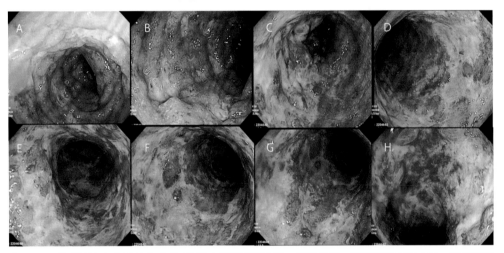

图25-3 结肠镜检查（2020年5月27日）进镜至降结肠，所见结肠、直肠弥漫充血水肿，不规则浅溃疡广泛分布，部分为深溃疡，部分溃疡呈虫蚀样，表面见较多脓性分泌物。图A～C 降结肠；图D～G: 乙状结肠；图H: 直肠

2020年6月5日，复查血CMV-DNA阴性，先后给予2次托珠单抗320mg iv，便次由10次/天减少至3～5次/天，hsCRP 5.88mg/L。2周后再次出现症状反复，病原学筛查均阴性。6月19日，予英夫利西单抗300mg iv，肠外营养支持，便次明显减少，至1～2次/天，大便不成形，无血便、腹痛；复查hsCRP 0.73mg/L。

2020年7月1日行结肠镜检查（见图25-4）：进镜至脾曲，降结肠、乙状结肠、直肠黏膜弥漫充血，血管纹理消失，黏膜颗粒、结节样改变；降结肠、乙状结肠溃疡愈合，白色瘢痕形成；直肠散在不规则分布浅溃疡，较前减轻；Mayo评分 1～2 分。黏膜活检病理：直肠慢性溃疡，CMV ISH（－）。逐渐过渡饮食顺利，便次 1～2 次/天，解不成形黄色黏便。7 月 7 日，再次予英夫利西单抗 300mg iv，症状稳定，激素渐减停。

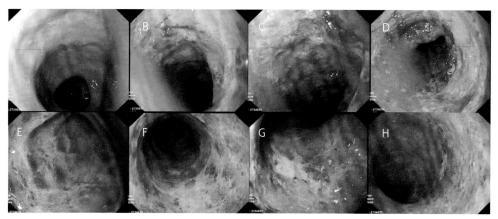

图 25-4　结肠镜检查（2020 年 7 月 1 日）进镜至脾曲。降结肠、乙状结肠、直肠黏膜弥漫充血，血管纹理消失，黏膜颗粒、结节样改变；降结肠、乙状结肠溃疡愈合，白色瘢痕形成；直肠散在不规则分布浅溃疡，较前减轻；Mayo 评分 1～2 分。图 A：脾曲；图 B～图 D：降结肠；图 E 和图 F：乙状结肠；图 G 和图 H：直肠

病理科意见

　　患者结直肠多点多部位活检可见隐窝炎、隐窝脓肿、隐窝结构改变等特点，符合溃疡性结肠炎。多次肠镜检查和前后对比，提示炎症活动程度以 2020 年 5 月 27 日为重，且病理上可见 CMV-原位杂交阳性，明确合并 CMV 肠炎。对本例患者，要从病理上鉴别溃疡性结肠炎活动或免疫检查点抑制剂相关肠炎是非常困难的，免疫检查点抑制剂相关结肠炎存在与炎症性肠病类似的病理特征表现，如隐窝炎、隐窝结构紊乱，但其病理表现可呈现多样性，如出现凋亡小体、上皮内淋巴细胞浸润等。目前，本例患者在病理表现上无法区分溃疡性结肠炎活动或免疫检查点抑制剂相关结肠炎，病理的表现与临床病程的变化相吻合，病初未合并 CMV 肠炎，病情最重时伴随病毒感染，病情缓解后复查 CMV 阴性。

影像科意见

影像学检查显示乙状结肠肠壁增厚伴强化，形态僵直，结肠袋消失，符合溃疡性结肠炎，从CT可判断炎症性病变的活动程度、病变范围和分布特点（连续或不连续），但对溃疡性结肠炎和免疫检查点抑制剂相关结肠炎病因鉴别的价值有限。

最终诊断

免疫检查点抑制剂相关结肠炎。

溃疡性结肠炎。

CMV肠炎。

左肺上叶鳞癌。

总　结

该患者为老年男性，有明确溃疡性结肠炎病史，诊断肺癌，经2程PD-1联合化疗后出现腹泻，伴炎症指标明显增高，内镜提示连续性结直肠弥漫性炎症，激素治疗有效，但病程中加重并合并CMV肠炎，抗病毒治疗、生物制剂治疗后病情控制。

免疫检查点抑制剂（immune checkpoint inhibitor，ICI）是近年来肿瘤的新兴治疗手段，约60%患者会出现不同程度的免疫相关不良反应（immune-related adverse event，irAE）。腹泻/结肠炎是常见的免疫相关不良反应，多出现在ICI开始治疗后的6～8周。消化道免疫相关不良反应的高危因素包括药物类型、剂量、长期服用NSAIDs、有IBD病史等，CTLA-4抑制剂发生结肠炎的风险高于PD-1抑制剂。消化道免疫相关不良反应的诊断依赖于用药史，内镜下表现多样，多以左半结肠弥漫性病变为主，也可呈节段性分布，严重病例可表现有深大溃疡。黏膜活检的组织病理特点呈多样性，可观察到中性粒细胞浸润、隐窝炎、隐窝脓肿和上皮内细胞凋亡；可表现为慢性损伤，淋巴细胞浸润，隐窝结构变形，极少数患者还可出现肉芽肿。消化道免疫相关不良反应诊断需除外感染、缺血等其他病因。我院总结8例消化道免疫相关不良反应患者中，4例同时合并机会性感染，特别是CMV肠炎。消化道免疫相关不良反应与溃疡性结肠炎病情活动难以鉴别，两者在内镜、病理特点上均有相似之处。本例患者上述情况共存，治疗方向一致，从症状出现与ICI用药的关系上判断，用药的原则应遵循消化道免疫相关不良反应，静脉给予甲强龙1～2mg/（kg·d）。患者静脉激素治疗虽有效，但病程中病情反复且合并CMV感染，治疗困难。提示诊治过程中需警惕合并机会性感染，病情变化需及时完善感染相关筛查，及时复查结肠镜，这对于判断是否合并感染、药物治疗反应以及预后均有帮助。对本例患者，在治疗感染的基础上，积极使用生物制剂英夫利西单抗是病情最终得以控制的关键。有研究报道，对于ICI相关肠炎，在激素无效的情况下及时升级至生物制剂，可以降低合并感染的风险。

参考文献

[1] 谭蓓，王汉萍，李玥. 免疫检查点抑制剂相关结肠炎八例临床特征分析[J]. 中华消化杂志，2021，41（5）：330-335.

[2] NCCN Guidelines. Management of Immunotherapy-Related Toxicities [EB/OL]. Version 3.2021.https://www.nccn.org/guidelines/guidelines-detail?category=3&id=1486, 2021-05-14.

[3] Wang YH, Abu-Sbeih H, Mao E, et al. Immune-checkpoint inhibitor-induced diarrhea and colitis in patients with advanced malignancies: retrospective review at MD Anderson[J]. Journal for ImmunoTherapy of Cancer, 2018, 6: 37.

北京协和医院

羽 思 李 玥

Case 26

重症溃疡性结肠炎继发脑梗死病例多学科讨论

消化科病史汇报

患者，50 岁，男性，个体户，未去过疫区。2013 年 12 月，便血 10 年余，加重 40 天就诊，诊断为溃疡性结肠炎。2014 年 3 月，黏液血便，溃疡性结肠炎局部治疗，局部使用 5-ASA 同时加口服 5-ASA 能够缓解。

第 1 次住院（2013 年 12 月）：由于便血 10 年余，加重 40 天，解黏液脓血便，轻度腹痛，伴发热，每日体温持续于 38.5℃，身体不断消瘦（由 80kg 左右降到 70kg 左右），入院。患者无头晕、乏力，无呕血，无皮疹、关节痛等。治疗：禁食＋肠外营养支持治疗；甲强龙冲击；抗感染；抑酸护胃等。随访：好转。第 1 次住院肠镜检查（见图 26-1）。

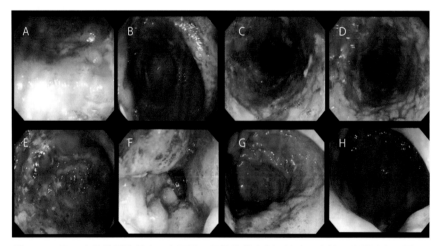

图 26-1　第 1 次住院肠镜检查：全肠道可见连续性糜烂、溃疡，降结肠炎性狭窄。图 A：末端回肠；图 B：回盲部；图 C：升结肠；图 D：横结肠；图 E：降结肠；图 F：乙状结肠；图 G：直肠

第 2 次住院（2014 年 3 月）：4 天前无明显诱因下出现黏液血便，每日 1 次，无腹痛、腹胀、恶心、呕吐、发热等不适。结肠镜：溃疡性结肠炎（直肠为著）。治疗：甲硝唑 100mL ＋地塞米松 5mg ＋锡类散 1 支保留灌肠。出院后，患者症状基本缓解。第 2 次住院肠镜检查（见图 26-2）。

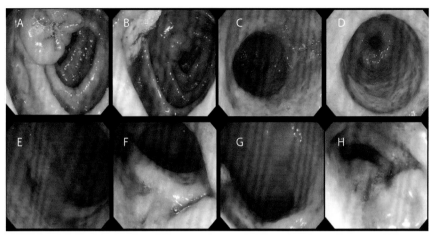

图 26-2　第 2 次住院肠镜检查：直乙结肠仍有充血水肿、充血，升结肠炎性水肿，较第 1 次住院明显好转。图 A 和图 B：回盲部；图 C：升结肠；图 D：横结肠；图 E：降结肠；图 F：乙状结肠；图 G：直肠

患者于 2017 年 4 月出差劳累及饮酒后，排鲜血便伴少量脓液，每日 5 次左右，入院治疗。病情加重伴间断一过性发热半个月，体温波动于 38.5 ～ 39.5℃，腹泻次数较多（可以达到 5 ～ 10 次 / 天），当地医院治疗无效。入我院后，相关实验室检查粪常规见大量红细胞（＞ 40 个 / 高倍视野）、白细胞（＞ 100 个 / 高倍视野）、OB 阳性，粪培养未见病原菌生长（4 次）；血常规 WBC ＞ 10×10^9/L，HGB（四次）70 ～ 100g/L，PLT 正常，出凝血系列正常；ALB 下降，营养治疗后有回升（21 ～ 34g/L）。炎症指标：CRP ＞ 100mg/L，ESR 74mm/h；传染性疾病指标：血结核抗体（－），T-SPOT*2（－），RPR（－），HIV（－），HBV-DNA ＜ 1000，CDI（－），乙肝抗体两对半（－），HCV-Ab（－），CMV-IgG IgM（－），EBV-IgM（－），EBV-DNA（－）；风湿免疫指标：ANA（－），ENA 系列抗体（－），ACL（－），MPO-ANCA（－），PR3-ANCA（－），血 IgA、G、M，IgG4 均正常，dsDNA 正常；肿瘤和基因指标：CA125、AFP、CEA、CA199、CA50、PSA、FPSA 均正常，TNFRSF1B（TT）、NUDT15（CC）、TPMT3C（TT）风险均低。

治疗包括暂时禁食，予以肠外营养支持治疗。依次予以盐酸莫西沙星、更昔洛韦、利福昔明、亚胺培南西司他丁钠、盐酸万古霉素抗感染。腹泻、便血症状好转，逐步停用营养液，开放饮食。血常规 WBC 8.75×10^9/L，N% 69.8%，HGB 132g/L，PLT 210×10^9/L，FIB 3g/L，D-二聚体 0.52μg/mL（0 ～ 0.5μg/mL）。2017 年 5 月 2 日，患者如厕时突发步态不稳、视野缺损，伴偏侧头痛，神智欠清，时有烦躁。急查 FDPs 59.10μg/mL，PT 14.60s，纤维蛋白原 4.02g/L，INR 1.28，D-二聚体 10.00μg/mL。血细菌涂片：革兰氏阴性杆菌（－），革兰氏阴性双球菌（－），抗酸杆菌（－），真菌（涂片）（－），葡萄球菌（－）。

病理科意见

据第 1 次肠镜病理，整体提示：溃疡性结肠炎活动期（见图 26-3），该病理无特殊，诊断相对明确。

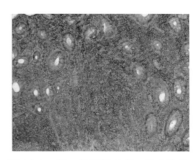

图 26-3　第 1 次肠镜病理：溃疡性结肠炎活动期，该病理无特殊，诊断相对明确

影像科意见

患者头颅 CT：右侧枕叶、侧脑室后角旁偏急性梗死灶（右侧脑室后角可见斑片状异常信号影，T_2 FLAIR 上呈稍高信号，DW 呈高亮信号）。该患者考虑急性脑梗死，不考虑相关自身免疫性脑病或者某些脱髓鞘现象。

神经内科意见

入院时，在 PLT 不升高、凝血功能基本正常的条件下，在恢复期高凝状态引起脑梗死。溃疡性结肠炎本身血管炎导致脑梗死的报道比较少，血栓仍有相关可能性，但是不太能解释横窦栓塞。考虑脑梗死与自身免疫因素加血管因素相关。

后续随访

多学科讨论均考虑脑梗死与自身免疫因素加血管因素相关。在积极治疗原发病的基础上治疗脑梗死，用甲强龙 60mg bid vgtt 加丙球蛋白支持治疗。对症治疗：用阿法迪三预防骨质疏松；用艾司奥美拉唑镁肠溶片护胃；考虑患者服用拜阿司匹林后血便次数较多，停用拜阿司匹林，改低分子肝素钙抗凝治疗。

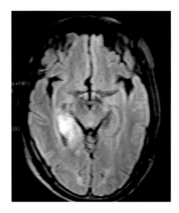

患者症状明显好转，血便基本消失，神志清醒，感觉视野恢复明显。复查MR：右侧颞枕叶皮层、丘脑、海马处可见斑片样信号异常，T_1 稍低信号，T_2 及 FLAIR 上呈稍高信号，DW 上呈高亮信号（见图 26-4）。MDT：不排除梗死后恢复期，建议出院随访。

图 26-4　MR：右侧颞枕叶皮层、丘脑、海马处可见斑片样信号异常，T_1 稍低信号，T_2 及 T_2FLAIR 上呈稍高信号，DW 上呈高亮信号

第 4 次住院

患者因视物模糊 1 个月余入住神经内科，左瞳孔对光反射（＋＋＋＋），右瞳孔对光反射（＋＋＋），左侧偏盲，排便完全正常。神经内科入院后，相关实验室检查如下：血常规 HGB 103g/L，PLT 正常（175×10^9/L），出凝血系列正常，PT 19s，APTT 26.3s，FIB1.95 g/L，INR 0.8，肝肾凝血功能正常，甘油三酯 2.43 mmol/L，胆固醇、HDL、LDL 正常，血糖空腹 8.83 mmol/L，糖化 8.2%；炎症指标：h-CRP：0.66mg/L，ESR 5mm/h；脑脊液：免疫球蛋白组合 IgG 77.8mg/L，IgA 5.9mg/L，IgM 1.4mg/L，结核菌（－），隐球菌乳胶凝集（－），所有细菌均（－），常规（－），潘氏试验（－），白细胞 0，红细胞 0，蛋白 809mg/L，糖 6.22mmol/L，氯 128.0mmol/L，免疫电泳未见 IgG 寡克隆条带，脑脊液及血清自免脑、副肿瘤、脱髓鞘抗体（－）。

入院后 MR 提示：右侧颞枕叶皮层、丘脑、海马、胼胝体压部见片状信号异常，T_2 及 T_2 FLAIR 上呈稍高信号，DW 上呈高信号，范围较前有所扩大（见图 26-5）。

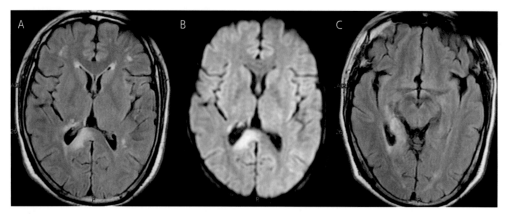

图 26-5　MR 提示：右侧颞枕叶皮层、丘脑、胼胝体压部（图 A）见片状信号异常，DWI 上呈高信号（图 B），海马（图 C）也可见信号异常，范围较前有所扩大

考虑脑梗死与自身免疫因素、血管因素相关，使用华法林、低分子肝素钙抗脑梗死；阿托伐他汀降血脂，AZA 50mg/d，同时有治疗原发疾病和抑制血管免疫效果，患者症状明显好转，感觉视野恢复明显。

总　结

溃疡性结肠炎是免疫慢性疾病，其发病所累及的主要是患者末端回肠和结肠等部位，有特发性以及较高的血凝状态。溃疡性结肠炎患者的血液高凝状态在临床上的主要表现是会激发形成患者体内的深静脉血栓。这种病情发病原因不明，而且发病机制相对复杂，甚至是直接导致患者死亡的主要诱因。可以说，针对溃疡性结肠炎患者血液高凝状态展开积极治疗是溃疡性结肠炎的临床治疗方向。因此，在临床上尽早地积极地对溃疡性结肠炎患者进行血液高凝状态检查，并积极干预深静脉血栓的形成，可以极为有效地帮助提高溃疡性结肠炎患者的预后效果。

参考文献

[1] Abdalla AO, Alluri D, Hassaballa M, et al. A Case of cerebral venous sinus thrombosis presenting during relapse of ulcerative colitis[J]. Am J Case Rep, 2019, 20: 419-422.

[2] Bouchal S, Alami B, Chtaou N, et al. Cerebral venous thrombosis during relapse of ulcerative colitis: case report with review of literature[J]. J Med Vasc, 2021, 46(1): 22-27.

上海交通大学医学院附属仁济医院

沈　骏

Case 27

疑难重症克罗恩病病例多学科讨论

消化科病史汇报

患者，男性，36岁。主诉"间断腹痛腹泻4年，伴腰骶部疼痛1年余"。于2011年因左腹绞痛于当地医院就诊，被诊断为"肠梗阻"并行"部分小肠切除术"。术后病理提示克罗恩病（Crohn's disease，CD）。术后间断性口服美沙拉秦治疗，期间腹痛、腹泻症状时有反复。2014年，患者因上述症状加剧再次至当地医院就诊后口服糖皮质激素治疗。1个月后，患者出现腰骶部不适，CT检查后被诊断为"腰骶部脓肿"，于当地医院行"脓肿切开引流术"，同时予以抗感染治疗，但病情未见好转。2015年5月，患者因腰骶部疼痛加剧而影响行走，伴有反复高热，遂收治于我院。

入院后查体：体温39℃，体形消瘦，中下腹轻压痛，腰骶部可见三处皮肤瘘口伴脓性分泌物。完善各项检查，脓性分泌物培养提示：肺炎克雷伯菌、光滑假丝酵母菌阳性。血常规：WBC 8.51×10^9/L，N% 84.2%，Hb 69g/L。白蛋白24g/L，血沉87mm/h，C反应蛋白120mg/h。结肠镜进镜至距肛缘60cm左右可见结肠内瘘瘘口，局部可见肉芽组织增生，降结肠及脾曲可见另两处瘘口形成（见图27-1）。

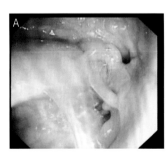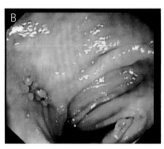

图27-1　结肠多发瘘口形成。图A:降结肠及脾曲可见两处瘘口；图B:横结肠可见结肠内瘘瘘口

水溶性造影剂造影可见造影剂经皮进入窦道，中下腹部多发窦道显影，与小肠、升结肠相通（见图27-2）。

小肠CT提示：CD术后改变，空肠、盆组回肠CD活动期改变伴小肠-结肠管内瘘形成，病变肠管与双侧髂肌、右侧闭孔内肌、骶前区多发瘘管形成。骶骨周围、左侧坐骨直肠窝蜂窝织炎及脓肿。双侧臀大肌多发脓肿。右侧输尿管下段与病变肠管粘连，右侧输尿管积水（见图27-3）。

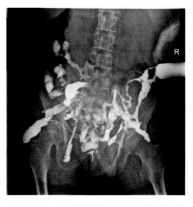

图 27-2　水溶性造影剂造影可见造影剂经皮进入窦道，中下腹部多发窦道显影，与小肠、升结肠相通

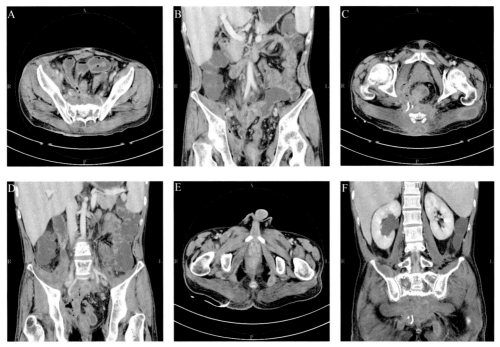

图 27-3　小肠 CT 提示。图 A：CD 术后改变，空肠盆组回肠 CD 活动期改变，伴小肠－结肠管内瘘形成。图 B～C：病变肠管与双侧髂肌、右侧闭孔内肌、骶前区多发瘘管形成。骶骨周围、左侧坐骨直肠窝蜂窝织炎及脓肿。图 D～图 E：双侧臀大肌多发脓肿。图 F：右侧输尿管下段与病变肠管粘连，右侧输尿管积水

MRU提示：右侧输尿管下段狭窄，伴右肾及输尿管中上段扩张积水（见图27-4）。

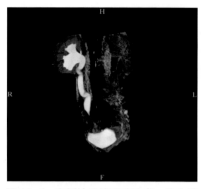

图 27-4　右侧输尿管下段狭窄，伴右肾及输尿管中上段扩张积水

入院诊断

CD（$A_2L_1B_3$），并发肠内瘘、肠皮瘘、腹腔蜂窝织炎、腰大肌及软组织感染、右侧输尿管狭窄。

第1次多学科诊治过程

▶消化内科意见

结合该患者病史、体征、化验、内镜、影像学检查以及病理检查，综合考虑CD诊断成立。患者既往依从性欠佳、诊治不规范，导致入院时已处于CD合并症期，并且瘘管、感染、狭窄等多种合并症同时存在。从治疗原发病角度来看，仅使用美沙拉秦、引流与抗感染治疗显然不能达到治疗目标；而患者目前存在腹腔、腰大肌和软组织感染又导致激素、生物制剂等药物使用存在禁忌。如何脱离"炎症活动加重并发症，而并发症期又无法升级抗炎药物"的恶性循环，需要多科医师共同讨论。

▶胃肠外科意见

患者处于CD并发症期，从影像学检查中可见腹腔感染伴复杂性瘘管形成，同时炎症累及输尿管、骶骨、骶前软组织。仅使用内科药物治疗无法有效控制疾病，故具有外科手术指征。手术的目的旨在处理并发症，为内科进一步升级抗炎药物提供治疗机会。但该患者目前炎症活动明显，同时存在中度贫血、低蛋白血症；建议短期内改善患者全身营养情况、降低炎症活动，为手术创造基本条件。

▶营养科意见

通过营养支持治疗，不仅可以改善该患者全身营养状态，而且可以降低肠道炎症反应。可采用肠外、肠内联合营养治疗，尽快改善患者营养状态。

▶治疗经过及病情发展

经抗炎、抗感染与营养支持治疗6周后，患者症状改善，遂于2015年7月接受手术治疗。术中探查可见清亮腹水300mL，腹腔内广泛粘连形成，腹腔未见明显脓肿形成，距屈氏韧带100cm、回盲部上10cm处小肠可见两处原小肠切除吻合口，距屈氏韧带160cm肠管与横结肠中段形成回肠-横结肠内瘘，于骶前包裹固定，探及瘘管向后穿透腰大肌同时形成肠皮瘘。炎性病变粘连成团侵及侧腹膜并压迫右侧输尿管，置入双侧输尿管支架，行肠粘连松解术＋肠内瘘修补＋部分小肠切除＋末端回肠造口术。术中切除病变小肠肠管22cm及受累阑尾，楔形切除受累横结肠内瘘瘘管组织并予以修补，末端回肠右下腹单腔造瘘，于骶前置入双套管引流，残余小肠约180cm（见图27-5和图27-6）。术后病理提示：（部分小肠、横结肠）黏膜水肿，慢性炎，局部活动性，局部黏膜糜烂、脱落，灶性出血，局部黏膜息肉状增生，黏膜下淋巴管扩张，局部黏膜下及肌层见较多急慢性炎症细胞浸润，局部黏膜下偶见肉芽肿性小结节形成。局部浆膜面血管扩张，瘀血。局部有较多炎性渗出物附着，慢性阑尾炎。病变符合CD。

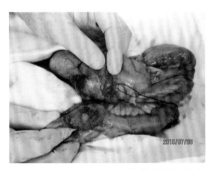

图27-5 术中探查自骶前筋膜游离包裹成团炎性病变肠管，明确回肠-横结肠内瘘形成

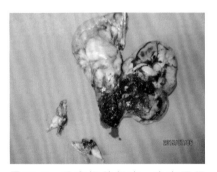

图27-6 手术切除标本：病变回肠（22cm），受累横结肠肠内瘘部分楔形切除

术后患者体温逐渐恢复正常，恢复饮食，造口排便正常，营养状况改善，手术切口及皮肤瘘口恢复可（见图27-7）。双套管冲洗引流10天后，拔出冲洗

内套管，保留外套管继续被动引流。术后 1 个月，复查腹部 MR 提示：两侧后腹膜、盆壁、骶尾前区、双侧臀大肌仍有窦道及多发脓肿形成，较术前明显好转（见图 27-8）。考虑经手术治疗后并发症初步得到控制，予以硫唑嘌呤 25mg/d 口服治疗原发病并加强肠内营养治疗。然而，术后 2 月余，患者再次突发高热，查体：体温高达 42℃，骶尾部皮肤可及无波动感包块，经皮行穿刺术，未见脓液引出。血培养提示：脑膜败血伊丽莎白黄金杆菌阳性。经积极抗感染治疗后，患者体温始终波动于 38 ～ 40℃。因患者病情再次加重，故进行第 2 次多学科讨论。

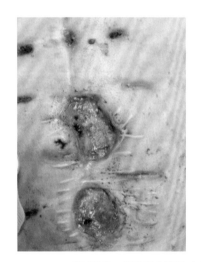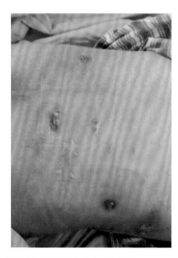

图 27-7　术后手术切口（左）与肠皮瘘（右）恢复情况

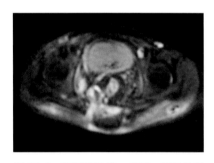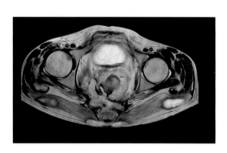

图 27-8　两侧后腹膜、盆壁、骶尾前区、双侧臀大肌仍有窦道及多发脓肿形成，较手术前 CT 好转

第 2 次多学科诊治过程

▶放射科意见

仔细阅读患者术前与术后的影像学检查结果，可见患者术后虽然两侧后腹膜、盆壁、骶尾前区、双侧臀大肌仍有窦道与感染，但总体较术前好转。提示第 1 次外科手术疗效明确，而残余感染仍需进一步积极控制。

▶胃肠外科意见

2 个月前，手术治疗患者的 CD 并发症；术后，患者腹腔感染得到有效控制，肠内瘘已修补，肠皮瘘得到明显改善，软组织感染亦有好转。而现感染再次加重，需考虑系残余感染加重所致。

▶内科诊疗意见

经手术治疗后，患者腹腔感染得到控制；因考虑到过早使用生物制剂可能造成残余感染加重，故仅加用小剂量免疫抑制剂控制原发病。而术后 2 个月，患者感染症状再次加重，败血症诊断明确；除停用免疫抑制剂外，应根据药敏结果升级抗感染治疗，若抗感染效果不理想则应再次考虑手术治疗控制感染。

▶病情结局与预后

经积极抗感染、加强营养支持治疗后，患者体温仍反复增高，骶尾部疼痛明显，一般情况持续恶化，全身脏器功能有衰竭迹象。期间，与患者及其家属反复沟通第 2 次手术治疗的必要性与风险，但患者及其家属均不考虑再次手术。遂再次联系放射介入科拟行 CT 引导下穿刺引流术，术中可见回结肠肠壁增厚，肠管周围积液，腹膜及肠系膜增厚伴盆腔渗出，而未见脓液成分，故穿刺后未留置引流管（见图 27-9）。此后，患者症状持续恶化，患者及其家属放弃进一步诊治，要求自动出院。

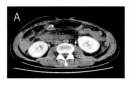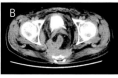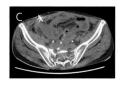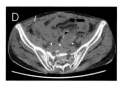

图 27-9　（图 A～B）回结肠肠壁增厚，肠管周围积液，腹膜及肠系膜增厚伴盆腔渗出。（图 C～D）CT 引导下穿刺引流术

总　结

　　CD是一种基于免疫紊乱的肠道透壁性炎症疾病，早期炎症以肠壁系膜侧受累居多，后期累及范围较广，并由此发生出血、梗阻、瘘管、穿孔等各种并发症。根据自然病程，可将CD分为无明显症状的亚临床期、有典型症状的临床期、肠道合并症期、致残期和致死期。明确诊断后，及早实施足量、长程的免疫抑制治疗，旨在控制疾病活动、维持疾病缓解、防止并发症出现，尽最大可能地维护肠道功能。然而由于种种原因，部分患者就诊时即已处于合并症期；而另一部分患者即使接受正规的内科治疗，但因种种原因，疾病仍出现进展，最终导致患者需通过外科手术来治疗各种肠道合并症。近20年来，尽管治疗CD的内科药物不断更新，但据统计，CD患者1年、5年、10年和30年的累计手术率分别为16.6%、35.4%、53%和94.5%。我国2012年制定的《炎症性肠病诊断与治疗的共识意见》中指出，CD的外科治疗手术适应证包括急性并发症、慢性并发症和药物治疗无效或疗效不佳者。急性并发症包括肠梗阻、急性穿孔、药物无法控制的消化道大出血；慢性并发症包括腹腔脓肿、瘘管形成和癌变等；激素、免疫抑制剂治疗无效或效果不佳的重度CD也是手术治疗的适应证。根据并发症类别不同，手术可分为急诊手术与择期手术。如何选择合适的手术时机，是复杂的临床问题：若肠道炎症控制不佳，过早手术可能增加术后并发症的发生率；而对于需要急诊手术的患者或药物治疗效果不佳的患者，若迟迟不予以手术，只会加重和延误病情，甚至增加死亡率和并发症发生率。因此，确定手术适应证、手术时机以及有效地优化术前治疗方案是炎症性肠病多学科团队需要共同面对的问题。本CD病例既往缺乏正规内科治疗，于我院初诊时已出现复杂性肠瘘、感染等多种并发症。造影检查可清晰显示患者肠瘘经肌肉、后腹膜区域通向皮肤，瘘管多发且较为复杂，腹腔及软组织感染范围较大。内外科医师经共同讨论，认为患者具有择期手术的适应证。但由于窦道走向复杂，并且患者有既往肠道手术史，故手术难度甚大。因此，优化术前治疗方案是提高手术成功率的保障。

　　为降低术后并发症的风险，在围手术期应当对患者综合情况做出明确的判断：①营养情况；②激素与免疫抑制剂的使用与剂量；③腹腔感染状况。该患者术前存在较为严重的腹腔感染与营养不良，两者交互而使病情进入恶性循环。

改善上述恶性循环的有效方案包括术前积极抗感染治疗、引流以及强化营养支持治疗。其中，营养支持治疗兼有改善营养情况和降低炎症活动度的作用。近期一项研究显示，术前使用完全性肠内营养支持治疗，患者平均手术时间缩短，术后并发症（包括脓肿形成和吻合口漏）的发生率均有下降。目前认为，围手术期营养支持需包括以下几个方面：①对于围手术期不能从食物中获取足够的能量和（或）蛋白质的患者，应鼓励采取口服营养补充的方式；②当自然食物加口服营养补充仍不能满足需要时，采取置管式营养；③对于存在营养不良的择期手术患者，即使推迟手术，术前 1 ～ 2 周的营养支持也是必要的；④对于急诊手术，如肠道完全梗阻、出血不止、中毒性巨结肠或急腹症，手术时已存在营养不良或预计术后 7 日不能常规饮食者，应于术后早期采取肠内营养或静脉营养治疗。本病例于术前经多科联合参与术前优化治疗，在感染与全身营养情况均得到改善后，方进行择期手术；其手术适应证明确，手术时机选择适当，术前综合治疗相对充分。

在排除禁忌后，CD 并发肠皮瘘仅依靠生物制剂促进瘘管闭合的患者比率不超过 10%，因此该并发症往往需要内外科联合治疗。肠瘘最常用的手术方法是切除包括瘘管在内的病变肠管。如果瘘管两侧肠管均有明显炎症或者瘢痕，应同时切除。如果瘘口一侧炎症或溃疡明显，而另一侧为原发灶侵袭所致，本身病变轻微或无病变，则可对无病变的一侧肠管或脏器进行修补，不必切除。本文患者为 L1 型 CD，结合既往手术史和肠镜、影像学检查，均考虑肠皮瘘由小肠病变引起，同时侵袭结肠、后腹膜区域并穿透至皮肤。由此，术中切除病变小肠肠管 22cm 及受累阑尾，同时切除横结肠内瘘瘘管组织并修补横结肠。该手术方式既切除了病灶，又最大限度地保留了小肠。术后，患者症状逐渐恢复，表明第一阶段的多学科联合治疗是有成效的。

然而，CD 的成功诊治并不是一蹴而就的，并发症较多的重症患者更易发生病情反复。朱维铭教授在临床中观察到，术前已有腹腔感染者，术后感染很难局限，容易形成腹腔残余感染，而术后感染又提高了全身炎症反应，与术后复发相关。因此，针对复发患者，可采取分期手术的方案逐步解决问题。本案例患者术后复查腹部 MR 提示病情好转，但感染尚未完全清除，由此推测患者术后感染复发与腹腔残余感染最为相关。需要明确的是，加强术后肠内营养、充分引流、必要时分期手术都是控制残余感染可采用的策略。对于该患者，术后积极予以肠内营养，并主动引流2周，于感染症状控制后拔除引流管，而数周后再次出现感染复发。回顾性探究，倘若主动引流维持时间更久是否可以降低残余病灶的复发可能？回顾文献，关于CD术后的引流时间，目前尚无明确规定，多数凭外科医师临床经验决定。虽然延长主动引流时间可能有助于根除残余病灶，但仍不能排除在主动引流期间增加外源性感染风险的可能。如何权衡利弊与风险、制定规范化诊疗路径，仍有待进一步探索。由于患者拒绝第2次手术，所以尽管残余感染复发后再次尝试引流，但腹腔与软组织感染仍持续加重，最后导致预后不良。美国克利夫兰医院Fazio医生总结CD的几个主要外科特征：大多数患者需要手术治疗；永远有再次手术的可能；始发病的类型不同，预后和复发情况不尽相同。由此也提示，临床医师在治疗CD的同时，需要使患者明白CD是一种终身性疾病，而迄今为止，内外科均无根治方案；接受合理的手术或多次手术是部分患者必经的治疗过程，提高患者对治疗方案的理解和依从性有可能改善疾病的预后。最后，本病例提示，对CD患者应及早进行规范化的长程综合治疗，以期改善疾病预后。

参考文献

[1] Patel KV, Darakhshan AA, Griffin N, et al. Patient optimization for surgery relating to Crohn's disease[J]. Nat Rev Gastroenterol Hepatol, 2016, 13(12): 707-719.

[2] Bischoff SC, Escher J, Hébuterne X, et al. ESPEN practical guideline: Clinical Nutrition in inflammatory bowel disease[J]. Clin Nutr, 2020, 39(3): 632-653.

[3] Nakase H, Uchino M, Shinzaki S, et al. Evidence-based clinical practice guidelines for inflammatory bowel disease 2020[J]. J Gastroenterol, 2021, 56(6): 489-526.

上海交通大学医学院附属瑞金医院
顾于蓓

Case 28

腹胀、呕吐、胃肠壁水肿病例多学科讨论

消化科病史汇报

患者，女性，63岁。主诉：间断腹胀半年，加重伴恶心、呕吐10天。

现病史：半年前，患者间断出现腹胀，食欲下降。10余天前，腹胀加重，伴上腹痛及恶心、呕吐，呕吐物为胃内容物，无呕吐隔夜宿食，无呕血、黑便，排气少，无排便。为系统诊治来我院就诊。患者病来乏力，无发热，无呼吸困难，无咳嗽、咳痰，无光过敏及皮疹，无口干、眼干，无关节肿痛，无尿频、尿急、尿痛，饮食睡眠差，尿量600mL/d。半年来体重下降约10kg。

入院查体

患者周身未见皮疹、红斑及出血点，双侧腹股沟可触及数枚蚕豆大小淋巴结，质韧，活动度好，无触痛，无融合。双肺呼吸音粗，双下肺呼吸音弱。腹部饱满，腹软，上腹轻压痛，无反跳痛及肌紧张，移动性浊音阳性，肠鸣音1次/分钟，双下肢指压痕阳性。

化验检查

血常规：WBC $4.4×10^9$/L（$3.5～9.5×10^9$/L），Hb 101g/L（110～150g/L），PLT $256×10^9$/L [（135～350）$×10^9$/L]，嗜酸性粒细胞正常。尿常规：隐血＋1，尿蛋白＋2，酮体＋1。肝功能：总蛋白57.8g/L（60～83g/L），白蛋白25.9g/L（35～53g/L），肌酐39.2μmol/L（45～84μmol/L），钾3.02mmol/L（3.5～5.5mmol/L）。全腹增强CT（见图28-1）：胃肠道管壁部分水肿增厚，局部浆膜面强化明显；升

结肠壁厚薄不均，弱强化。腹膜后、肠间隙、心膈角、双侧腹股沟见多发增大淋巴结。腹盆腔大量渗出、积液。双肾盂、输尿管全程扩张。

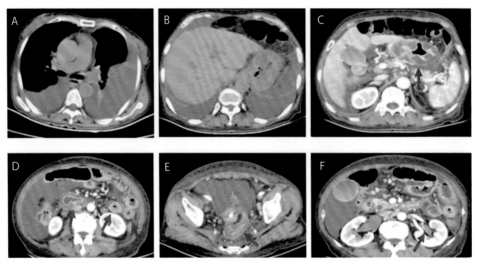

图 28-1　入院全腹增强 CT。图 A：胸腔积液；图 B：腹腔积液；图 C：胃壁水肿；图 D：小肠壁水肿，"靶环征"；图 E：乙状结肠水肿，"双轨征"；图 F：肾盂积水

初步诊断

肠不全梗阻。

诊疗经过

入院后予以补充白蛋白、利尿治疗；因患者无法进食，予以静脉营养。同时完善相关检查：24 小时尿蛋白定量：2.78g/d（0 ～ 0.15g/d）。腹水常规：李凡它试验＋；白细胞 536×10⁶/L，单个核细胞百分比 88.8%，红细胞 1000×10⁶/L。腹水生化：总蛋白 42.9g/L，糖 6.19mmol/L，氯 100.5mmol/L。完善腹水脱落细胞学及淋巴结活检，排除了恶性疾病的可能。患者入院后出现腹泻，每天排黄色稀水便 10余次，无脓血便。完善便常规及便培养均无异常。患者为中老年女性，入院时有肠梗阻表现，入院后腹泻，多浆膜腔积液，腹水化验为渗出液，胃肠道和输尿管等空腔管壁均有明显水肿，双肾盂积水，考虑系统性红斑狼疮可能性大。补充化验：抗核抗体、抗核染色质抗体、抗 Sm 抗体、抗双链 DNA 抗体、抗 SS-A 均为阳性。补体 C_3 0.203g/L（0.74 ～ 1.4g/L），补体 C_4 0.0421g/L（0.12 ～ 0.36g/L）。

影像科意见

患者入院时 CT 可见胃肠道大范围水肿，胆管及输尿管亦可见水肿，并且继发胆总管和肾盂扩张，腹腔及胸腔多发渗出。腹膜后、肠间隙、心膈角、双侧腹股沟见多发增大淋巴结。患者胃壁和肠道多发水肿改变，不支持消化道肿瘤、炎症性肠病和肠结核，考虑为胃肠道小血管炎样改变。

病理科意见

患者多次腹水脱落细胞学检查均未找到肿瘤细胞，嗜酸性粒细胞计数正常。

腹股沟淋巴结活检：淋巴组织非典型增生改变。免疫组化结果：CD20（＋），CD21（－），CD3（＋），CD30（－），Ki-67（10%＋），EBER 原位杂交（－）。

组织学暂可除外淋巴瘤等恶性疾病，无特异提示。

风湿免疫科意见

患者为中老年女性，起病表现为肠不全梗阻，之后出现腹泻，入院检查可见多浆膜腔积液、多处空腔脏器水肿、双肾盂积水等多器官受累，需要考虑系统性红斑狼疮的可能。该病为慢性弥漫性结缔组织病，大量自身抗体出现导致免疫系统紊乱，引起全身多脏器受累。典型的临床表现为发热，乏力，厌食，体重下降，面部出现蝶形红斑，口腔无痛性溃疡，关节肿痛。以消化系统症状为首发表现的患者少见，常常被误诊或者漏诊。该患者虽症状不典型，亦不处于好发年龄，但多器官受累，抗 Sm 抗体、抗双链 DNA 抗体等多项特异性抗体阳性，可以明确诊断为系统性红斑狼疮。建议静点甲泼尼龙，待患者胃肠道症状缓解后，改为口服糖皮质激素。

确定诊断

系统性红斑狼疮。

后续随访

予以甲泼尼龙（1mg/kg）静点 3 周后，患者腹胀逐渐缓解，腹泻停止。复查腹部CT（见图 28-2）胃肠道水肿明显缓解，故将糖皮质激素改为甲泼尼龙口服。但患者口服药后再次出现恶心、呕吐，考虑患者胃肠道功能仍未恢复，故恢复甲泼尼龙静点。逐渐开放饮食，患者无呕吐、腹胀等症状反复，后改为甲泼尼龙口服，并逐渐减量，予以出院。出院后 1 个月随访，患者进食正常，无腹痛、腹胀，无腹泻，复查CT（见图 28-3）双侧肾盂积水较前缓解，胸腹腔积液基本吸收。

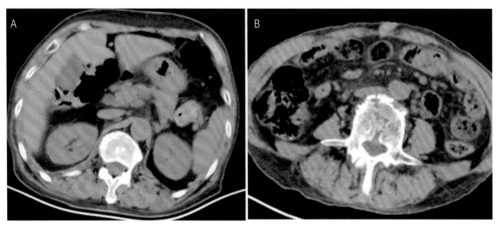

图 28-2　复查腹部 CT。图 A：胃壁水肿较前减轻；图 B：小肠壁水肿较前减轻

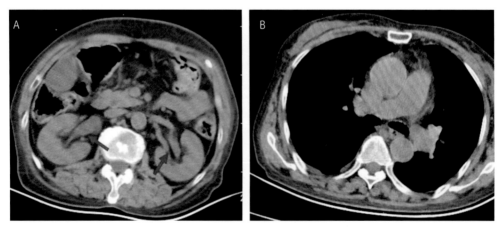

图 28-3　复查 CT。图 A：双侧肾盂积水减轻，腹腔积液吸收；图 B：胸腔积液基本吸收

总 结

系统性红斑狼疮（systemic lupus erythematosus，SLE）是一种全身多系统受累的结缔组织病，病情复杂。以消化道症状为首发表现的SLE，症状无特异，可出现几乎消化系统所有临床表现，包括腹胀、腹痛、消化道出血、急腹症等，因此常常被误诊。胃肠道水肿常伴有恶心、呕吐、腹胀等假性肠梗阻（intestinal pseudo-obstruction，IPO）表现。IPO是以肠道梗阻为特征但无肠道器质性病变的一组临床症候群，病因可能与血管的炎症性损伤有关。SLE患者出现IPO的同时，常常合并肾盂、输尿管梗阻或间质性膀胱炎，表现为排尿困难、尿频尿急或膀胱区不适。

SLE合并胃肠道受累的主要病理基础是血管炎。抗内皮细胞抗体、抗磷脂抗体及抗双链抗体等免疫复合物在血液中循环，并沉积于血管壁，直接或间接地影响内皮细胞，活化补体，刺激血管内白细胞，引起炎症反应，导致血管内皮损伤、血管破坏及器官损伤。

影像学检查对SLE相关胃肠道受累的诊断有重要参考价值。腹部增强CT可清晰地显示水肿的胃壁和肠壁、节段性肠管扩张，典型者肠管呈"靶形"样表现；肠系膜血管充盈增粗，典型者呈"梳齿状""栅栏样""双轨征"排列。

该患者以腹胀腹痛、恶心呕吐为首发表现，完善CT检查提示双侧肾盂积水，但未发现输尿管结石、腹膜后纤维化等表现，故患者双侧肾盂积水考虑为双侧输尿管水肿引起。该患者胃肠道大范围水肿，多浆膜腔积液，低蛋白血症，但是腹水化验为渗出液，排除了低蛋白引起的上述表现。患者血及腹水化验嗜酸性粒细胞均正常，且病史长、皮肤未见紫癜改变，故除外了嗜酸性粒细胞胃肠炎和过敏性紫癜引起的胃肠道水肿。患者多发淋巴结肿大，淋巴结活检未见异常，除外了淋巴瘤可能。综合患者IPO、腹泻、双侧输尿管水肿及肾盂积水、渗出性腹水等表现，虽没有典型红斑、光过敏、口腔溃疡、关节炎等改变，但我们仍考虑SLE可能性大，进一步完善免疫谱后明确诊断，经糖皮质激素治疗后，患者病情缓解。

参考文献

[1] Aringer M, Costenbader K, Daikh D, et al. 2019 European League Against Rheumatism/American College of Rheumatology Classification Criteria for systemic lupus erythematosus[J]. Arthritis Rheumatol, 2019, 71(9): 1400-1412.

[2] Tian XP, Zhang X. Gastrointestinal involvement in systemic lupus erythematosus: insight into pathogenesis, diagnosis and treatment[J]. World J Gastroenterol, 2010, 16(24): 2971-2977.

中国医科大学附属盛京医院

周林妍（消化内科）　田　丰（消化内科）

高玉颖（影像科）　舒　红（病理科）

张晓莉（风湿免疫科）

Case 29

肠道溃疡伴狭窄病例多学科讨论

消化内科病史汇报

患者，男性，54 岁，主因"间断便血 5 月余"收入西京医院消化内科。

既往史：2016 年 12 月，因股骨头坏死行左侧髋关节置换术，术后长期服用"双氯芬酸钠缓释片"缓解关节疼痛。2018 年 9 月，患者无明显诱因出现暗红色血便，2 ～ 3 次/天，伴腹痛，下腹胀，逐渐出现乏力、头晕。无发热、畏寒，无咳嗽、咳痰，无口腔溃疡、皮疹等不适。当地医院 2018 年 11 月结肠镜提示：距肛约 35cm、60cm、80cm 多发瘢痕形成，边缘黏膜充血水肿，黏膜纠集样改变，其中距肛约 80cm 处瘢痕狭窄，镜身无法通过。诊断：溃疡性结肠炎？（瘢痕期），结肠狭窄。给予输血、白蛋白等；美沙拉秦肠溶片 3g/d，服用 2 个月。仍便血。2019 年 1 月，出现头晕、乏力，暗红色血便 2 ～ 3 次/天，遂来我院就诊。

查体：患者体重 36kg，身高 150cm，BMI 16.0kg/m^2。腹部平软，下腹部压痛阳性，无反跳痛及肌紧张，左侧大腿外侧可见一长约 8cm 的陈旧性疤痕。辅助检查：WBC 10.51×10^9/L，Hb 49g/L，MCH 25.3pg，MCHC 295g/L，PLT 466×10^9/L，ALB 24.1g/L；尿蛋白（一）；大便培养阴性；艰难梭菌检测阴性；肿瘤标志物正常；血凝 PT 15.1s，D-二聚体 1130μg/L；CRP 8.2mg/L，ESR 37mm/h；乙肝、丙肝、梅毒、HIV 阴性；病毒系列：CMV-IgG 阳性，EBV-衣壳抗体IgG 阳性，EBV-核抗体IgG 阳性；自身抗体系列、HLA-B27、ANCA阴性；T-SPOT.TB 阴性。胸部 CT 未见异常。胃镜（见图 29-1）：胃窦见一处片状黏膜深凹陷，覆白苔，其旁可见一处浅凹陷，覆白苔，充血明显，取材质软。结肠检查（见图 29-2）：使用胃镜经肛门进镜约 30cm 可见肠腔严重狭窄，狭窄处管腔直径约 3mm，周围黏膜充血水肿，浅溃疡，覆薄苔，镜身无法通过，取材质软；距肛约 25cm 处肠腔环形狭窄，略充血。诊断：结肠多发狭窄。

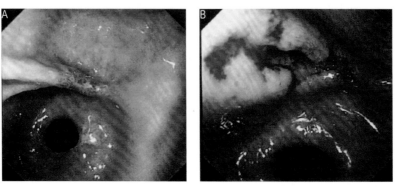

图 29-1　胃镜图片。图 A：胃窦黏膜凹陷；图 B：胃窦黏膜深凹陷

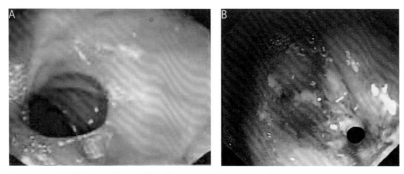

图 29-2　结肠检查。图 A：距肛约 25cm；图 B：距肛约 30cm

病理科意见

　　患者系结肠多发狭窄，狭窄处肠壁浅溃疡形成。肠镜病理提示黏膜慢性炎急性活动，另见少许炎性渗出。胃镜提示胃多发溃疡，病理提示中-重度萎缩性胃炎改变。均未见肉芽肿性病变，未见肿瘤性病变，未见血管炎相关改变。

影像科意见

　　分析患者腹部双源CT（见图 29-3），提示：①降结肠、横结肠、升结肠、回盲部、回肠末端、盆腔内回肠节段性肠壁增厚，肠腔狭窄，黏膜强化明显，周围血管增多，并多发肿大淋巴结，提示炎性改变；②肝胆胰脾及双肾均未见异常，左股骨头金属影；③胸部未见明显异常。

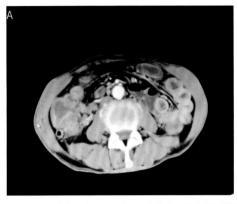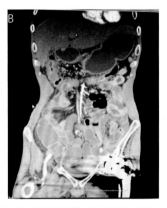

图 29-3　腹部双源CT。图A：升结肠、回盲部、回肠节段性肠壁增厚，黏膜强化明显，提示炎性改变；图B：降结肠、横结肠、升结肠、回盲部、回肠末端、部分回肠节段性肠壁增厚，肠腔狭窄，并多发肿大淋巴结，提示炎性改变

外科意见

患者影像学提示回肠、结肠为多节段狭窄，伴浅溃疡，但病理无恶性肿瘤证据，虽结肠镜身未能通过乙状结肠狭窄段，但患者无反复发作的肠梗阻，故目前无外科手术指征。

确定诊断

非甾体类抗炎药（non-steroidal anti-inflammatory drugs，NSAIDs）相关性胃肠炎。

治　疗

1. 输血，补充人血白蛋白，支持治疗。
2. 停用双氯芬酸钠缓释片，半月后大便逐渐转黄。
3. 检测 ^{13}C 呼气试验呈阳性，给予四联药物根除幽门螺旋杆菌。

后续随访

6 个月后随访，患者未再出现腹痛、便血，无贫血，血白蛋白正常。

总 结

因服用NSAIDs导致的肠道狭窄多呈膈膜样狭窄或膈膜样病变，由Lang等于1988年首次命名；1989年，Sheers和Williams首次报道与NSAIDs相关。只有案例报告支持NSAIDs与膈膜样狭窄的关系。在过去10年间，全球报道50余例，男女比例为1∶3，平均年龄为65±11岁，NSAIDs的使用时间从2个月到25年不等。

临床表现：呈非特异性和隐匿性，可表现为腹痛、呕吐，胃肠道出血、贫血、低蛋白血症，腹泻、便秘、肠道习惯改变，体重减轻，很少表现为急性腹部梗阻或穿孔。

发病部位：可发生在整个胃肠道。大多数病例的发病部位在小肠（59.7%），且主要在回肠（57.9%）。这可能是因为空肠与回肠的菌群和免疫系统不同。结肠病变占30.2%，并且大多数与缓释或肠溶性NSAIDs有关，它们更有可能在完全消化之前到达结肠；且病变主要分布于右半结肠（91.7%），尤其升结肠。

内镜特征：可见多发（偶为单发）、薄的、同心的、周向的、膈膜样的黏膜突出，缩小肠腔直径（甚至呈"针孔"样），将肠腔分成一系列短腔室，造成不同程度的阻塞。膈膜样狭窄常伴有不同程度的糜烂或溃疡，这可能是造成慢性失血的原因。

病理表现：可见多发浅溃疡、黏膜下纤维化形成，平滑肌纤维排列紊乱，血管和神经错构；与克罗恩病不同，其并不影响肠壁的厚度。固有肌层、浆膜和肠系膜通常被保留，相邻的黏膜肌层被中断，部分并入纤维化过程。

治疗：停止NSAIDs治疗贯穿临床决策的全过程，部分患者停止服药后症状缓解，部分患者需要内镜下治疗或手术治疗。前列腺素衍生物（如米索前列醇）的使用可能保护胃肠道。

该病例为老年患者，股骨头坏死行髋关节置换术后，因腿疼长期服用"双氯芬酸钠缓释片"，临床表现为腹痛、便血，病变部位多发（胃、回肠、结肠），伴肠腔狭窄，病理提示黏膜慢性炎急性活动，未见肉芽肿性病变，结核相关指标阴性，肿瘤相关指标阴性，免疫相关指标阴性。停用双氯芬酸钠缓释片后，腹痛、便血好转。支持NSAIDs相关性胃肠炎的诊断。也再次提醒，在临床工作中要特别注意病史的询问和采集。

参考文献

[1] Gopal DV, Katon RM. Endoscopic balloon dilation of multiple NSAID-induced colonic strictures: case report and review of literature on nsaidrelated colopathy[J]. Gastrointestinal Endoscopy, 1999, 50(1): 120-123.

[2] Thiéfin G, Beaugerie L. Toxic effects of nonsteroidal antiinflammatory drugs on the small bowel, colon, and rectum[J]. Joint Bone Spine, 2005, 72: 286-294.

[3] Maiden L, et al. Long-term effects of nonsteroidal anti-inflammatory drugs and cyclooxygenase-2 selective agents on the small bowel: a cross-sectional capsule enteroscopy study[J]. Clin Gastroenterol Hepatol, 2007, 5: 1040-1045.

空军军医大学第一附属医院西京医院

刘真真　许　冰　梁　洁

Case 30
溃疡性结肠炎合并上消化道受累病例多学科讨论

患者，男性，28岁，因"间断脓血便5个月，加重伴发热、呕血15天"于2016年6月12日入院。

2016年1月，患者劳累后出现腹泻脓血便，便次4～5次/天，无发热、腹痛。当地医院行结肠镜示：回盲部散在斑点状糜烂，距肛门约45cm以下降结肠、乙状结肠、直肠黏膜充血水肿，血管纹理消失，多发点片状浅溃疡及糜烂。查血常规、肝肾功能、C反应蛋白（CRP）均正常。诊断考虑溃疡性结肠炎，予以美沙拉秦1g tid口服，症状好转。2016年3月停药后，脓血便再次发作，服用美沙拉秦，症状未完全缓解。6月1日，患者出现发热，T_{max} 38℃，伴恶心、呕吐，渐加重，呕吐咖啡色液体，黑便与脓血便交替，每天10余次，伴腹痛。病来体重下降5kg。为进一步诊治，于2016年6月12日入我院。既往史：1992年，诊断"银屑病"，对症治疗后好转；2012年，诊断"强直性脊柱炎"，予以柳氮磺胺吡啶、来氟米特治疗，停药2年。查体：BMI 20.9kg/m^2，心肺查体未见明显异常。腹平软，肠鸣音5次/分钟。全腹无压痛、反跳痛。肛诊：肛周皮肤无破溃，6点方向可见外痔，进指5cm未及肿物，退指指套见少量鲜血。

入院诊断

入院诊断：①溃疡性结肠炎可能大（慢性复发型，E2，重度活动期）。②强直性脊柱炎。③银屑病。

入院后完善辅助检查。血常规WBC $7.35×10^9$/L，HGB 120g/L，肝肾功能、电解质正常，ESR 12mm/h，hsCRP 77.08mg/dL；粪便常规：WBC 10～15/HPF，RBC 大量/HPF，粪潜血阳性；抗核抗体（ANA）、抗中性粒细胞胞浆抗体（ANCA）阴性。肠道超声：升结肠、横结肠、降结肠、乙状结肠肠壁增厚伴多发浅溃疡，右下腹多发淋巴结可见。腹盆增强CT：横结肠至乙状结肠肠壁增厚，可见分层强化，梳状征阳性，肠系膜区多发淋巴结，部分增大。胃镜（2016年6月14日）：胃底、胃体黏膜弥漫性片状充血，皱襞水肿，点状糜烂；胃角、胃窦黏膜弥漫性充血并点状糜烂，有自发渗血。十二指肠球腔、球后黏膜弥漫分布浅溃疡及点状糜烂，黏膜水肿明显，可见自发渗血；降部黏膜未见明显异常；HP-RUT（－）（见图30-1）。结肠镜：进镜40cm至乙状结肠，所见乙状结肠、直肠黏膜弥漫性血管纹理消失，点状糜烂并浅溃疡，黏膜水肿明显，接触易出血，表面覆白色黏液，诊断溃疡性结肠炎（Mayo评分2～3分）。病理：（胃窦）胃黏膜显慢性炎，可见局灶增强性胃炎；（十二指肠球部）小肠黏膜显活动性炎，溃疡形成；（乙状结肠）结肠黏膜显急性及慢性炎，可见隐窝炎及隐窝脓肿，部分隐窝结构紊乱；（直肠）可见隐窝炎，灶性隐窝结构紊乱。免疫组化：CMV（－）。原位杂交：EBER（－）。

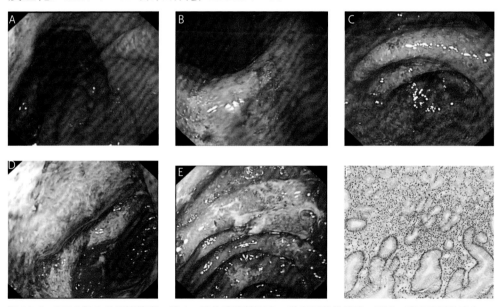

图30-1 2016年6月胃镜检查。图A：胃体弥漫性充血，散在阿弗他溃疡。图B：胃窦弥漫性充血，点状糜烂，颗粒样改变，可见自发性出血。图C：胃角黏膜粗糙，颗粒样改变，血管纹理消失，可见自发性出血。图D和E：十二指肠球部、球后弥漫性糜烂，质脆，自发性出血。图F：病理提示胃窦局灶增强性胃炎

入院后，患者每日发热，T_{max} 37.8℃，间断恶心、呕吐，每日排鲜血便及暗红色血便 10 余次。6 月 15 日，予以头孢他啶、甲硝唑抗感染治疗 3 天，无好转。6 月 17 日，予以氢化可的松琥珀酸钠 150mg q12h 静滴治疗，2 周后口服泼尼松 55mg qd。体温正常，恶心、呕吐缓解，便血明显减少，逐渐恢复每日一次黄色成形软便。6 月 24 日，复查胃镜：胃、十二指肠黏膜病变较前减轻。

病理科意见

该患者结肠黏膜活检的病理特征符合溃疡性结肠炎特点，乙状结肠、直肠黏膜存在急性炎（如隐窝炎、隐窝脓肿）表现，同时存在慢性损伤特点，如隐窝结构紊乱；且病变呈连续弥漫分布特点。胃黏膜、十二指肠黏膜活检表现见局灶增强性胃炎、十二指肠活动性炎，组织病理学特点与肠黏膜相似，未见幽门螺杆菌感染等表现。考虑上消化道表现与炎症性肠病相关。

影像科意见

该患者肠道超声及腹盆增强CT并小肠重建均提示横结肠至直肠的连续性病变，肠壁增厚，可见分层强化，梳状征阳性；肠系膜区多发淋巴结，部分增大，病变呈弥漫、连续、对称性分布，无透壁表现，影像学表现符合溃疡性结肠炎特点。CT显示患者胃十二指肠管腔充盈不佳，未见明显胃、十二指肠肠壁增厚或强化。

外科意见

患者，男性，28 岁，病史 5 个月，综合临床表现、内镜特征、病理特点和影像学改变，考虑溃疡性结肠炎可能性大。糖皮质激素治疗有效，目前无外科手术指征。

最终诊断

溃疡性结肠炎（慢性复发型，E3，重度活动）。

溃疡性结肠炎相关胃十二指肠病变。

强直性脊柱炎。

银屑病。

后续随访

该患者症状缓解，泼尼松规律减量，加用硫唑嘌呤100mg qd维持缓解。2017年1月，病情活动，开始予以英夫利昔单抗规律治疗，病情维持稳定。2017年6月，复查结肠镜：溃疡性结肠炎（E2，Mayo评分0～1分）；复查胃镜：胃体散在阿弗他溃疡，十二指肠球部少许点状糜烂（见图30-2）。2018年6月，复查结肠镜：溃疡性结肠炎（E2，Mayo评分0分）；胃镜：胃体、十二指肠球部及降部黏膜大致正常（见图30-3）。

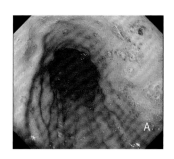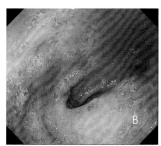

图30-2 2017年6月胃镜检查。图A：胃体散在阿弗他溃疡，无明显水肿。图B：十二指肠球部少许点状糜烂

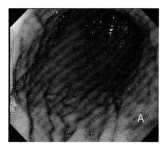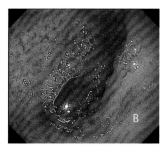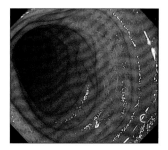

图30-3 2018年6月胃镜检查。胃体（图A）、十二指肠球部（图B）及降部（图C）黏膜大致正常

总 结

患者因"间断脓血便5个月，加重伴发热、呕血15天"入院，既往存在银屑病、强直性脊柱炎共患病。入院后，内镜和影像学检查结直肠病变符合

溃疡性结肠炎特点，上消化道黏膜炎症性病变突出，糖皮质激素、硫唑嘌呤、英夫利昔单抗治疗有效，上消化道黏膜病变与结肠黏膜病变的活动度、治疗反应相平行。

　　长期以来，人们认为溃疡性结肠炎的炎症反应局限于大肠。然而，近20年有多个研究报道了溃疡性结肠炎患者胃和十二指肠的宏观和显微累及，有研究称之为溃疡性结肠炎相关性胃十二指肠病变（gastroduodenitis associated with UC，GDUC）；并且有病例对照研究认为，上消化道受累与更广泛的结肠炎、低剂量泼尼松治疗、术后储袋炎有关。上消化道受累定义为类似于结肠病变的弥漫性胃十二指肠病变，病变满足以下标准：①胃镜下表现为黏膜粗糙伴颗粒状外观、糜烂、黏膜脆性增加、自发性出血或类似溃疡性结肠炎改变的溃疡；②病理表现为局部增强性胃炎（其特征是固有层中淋巴细胞、中性粒细胞和巨噬细胞局限性聚集）或类似结肠炎的隐窝脓肿（胃肠道腺内中性粒细胞聚集）；③针对溃疡性结肠炎的治疗可改善病变。诊断GDUC需排除以下疾病：①合并幽门螺杆菌感染；②萎缩性胃炎、疣状胃炎、黄色素瘤、念珠菌性食管炎、反流性食管炎；③胃或其他部位恶性疾病。伴有高危因素的溃疡性结肠炎出现GDUC的概率更高，特别是合并上消化道症状的患者，应常规进行胃镜检查并活检，提高GDUC的诊断率，尽早根据病情优化治疗，改善预后。

参考文献

[1] Hisabe T, Matsui T, Miyaoka M, et al. Diagnosis and clinical course of ulcerative gastroduodenal lesion associated with ulcerative colitis: possible relationship with pouchitis[J]. Dig Endosc, 2010, 22(4): 268-274.

[2] Hori K, Ikeuchi H, Nakano H, et al. Gastroduodenitis associated with ulcerative colitis[J]. J Gastroenterol, 2008, 43(3): 193-201.

[3] Talabur HCS, Meijer J, Rovers L, et al. Prevalence of upper gastrointestinal lesions at primary diagnosis in adults with inflammatory bowel disease[J]. Inflamm Bowel Dis, 2016, 22(9): E33-E34.

沧州市中心医院　　宋　慧

北京协和医院　　李　玥

Case 31

克罗恩病手术后肠瘘病例多学科讨论

2007 年，患者间断腹痛、黑便。胃镜示：十二指肠球部溃疡。肠镜提示：盲肠距回盲瓣处巨大隆起腺瘤样增生灶，经口小肠镜未见明显异常。2007 年 4 月，外院结肠镜检查示：盲肠距回盲瓣处巨大隆起腺瘤样增生灶；经口小肠镜：未见明显异常。于全麻下行腹腔镜右半结肠切除术。病理示：慢性炎症（患者口述）。2007 年 10 月，外院行经肛小肠镜检查示：吻合口炎，余未见明显异常（患者口述，具体报告已经丢失）。2009 年，反复黑便，腹痛。DSA 造影术：回肠远端结节状浓染灶，未见直接出血征象，予以栓塞至结节状浓染灶消失。2012 年，患者再次出现黑便。胶囊内镜：小肠多发溃疡伴狭窄，考虑炎症性肠病。遂转到本院。2012 年 11 月对接小肠镜显示：经肛进至回肠中段（距吻合口 160cm）。吻合口未见异常，所见小肠未见溃疡、狭窄及新生物，黏膜基本正常；经口进镜至空肠中段距屈氏韧带 200cm。空肠中段见多发不规则溃疡，覆白苔，至肠腔狭窄，内镜无法通过。多学科讨论考虑克罗恩病，使用甲强龙＋咪唑嘌呤（MP＋AZA）治疗，AZA 维持至 2015 年。2017 年，再发黑便 2 次。2017 年 2 月，加用他克莫司；2017 年 7 月，再次出现黑便而入院，胶囊仍嵌顿。

入院后相关实验室检查如下。粪便常规：少量红细胞，白细胞（－），OB 阳性，粪培养未见病原菌生长。血常规：WBC 始终正常，HGB ＞ 126g/L，肝肾凝血功能正常。炎症指标：CRP ＜ 0.15mg/L，ESR 3mm/h；传染性疾病指标：血结核抗体（－），T-SPOT（－），RPR（－），HIV（－），HBV-DNA ＜ 1000，CDI（－），乙肝抗体两对半（－），HCV-Ab（－），CMV-Ig G

IgM（－），EBV-IgM（－）；风湿免疫指标：ANA（－），ENA系列抗体（－），ACL（－），MPO-ANCA（－），PR3-ANCA（－），血IgA、G、M、IgG4正常，dsDNA正常；肿瘤指标：CA125、AFP、CEA、CA199、CA50、PSA、FPSA均正常。

小肠镜检查如图31-1所示。当时病理：可见裂隙状溃疡、隐窝脓肿、肉芽组织，克罗恩病可能大。

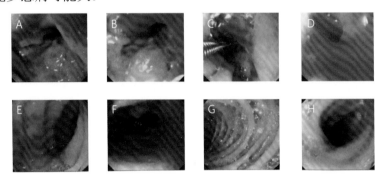

图31-1　小肠镜检查：小肠经口进镜至空肠中段，距屈氏韧带200cm。空肠中段见多发不规则溃疡，覆白苔，至肠腔狭窄，内镜无法通过。图A~图C：空肠中段；图D：狭窄处；图E：空肠中段；图F~图H：空肠上段

影像科意见

2017年2月，CTE图像可见局限性回肠肠壁增厚导致局段肠腔狭窄，近端肠腔轻度梗阻扩张，伴胶囊嵌顿。图中的梗阻段远端另见两处相邻较近的狭窄段。当时仍可见相应的系膜缘轻度渗出（见图31-2）。

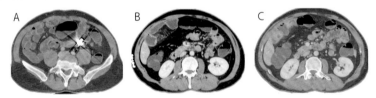

图31-2　2017年2月CTE图像可见局限性回肠肠壁增厚导致局段肠腔狭窄，近端肠腔轻度梗阻扩张，伴胶囊嵌顿（图A）。图中的梗阻段远端另见两处相邻较近的狭窄段（图B）。当时仍可见相应的系膜缘轻度渗出（图C）

2017年7月肠道CTE（见图31-3）：图A～C中，可见之前的3处局限性肠壁狭窄仍然存在，病变未见明显改善，胶囊嵌顿在原处；图B、C中系膜缘渗出略为改善；图D中可见胶囊嵌顿处近端出现了一过性肠套叠。冠状位重建图像中可见末端回肠与病变回肠之间形成"＋"字形交叉，怀疑系膜存在扭转

（见图 31-4）。诊断：克罗恩病以空肠为主，胶囊内镜嵌顿。

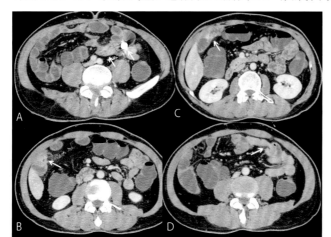

图 31-3 2017 年 7 月 CTE 图像。图 A～ C 中可见之前的 3 处局限性肠壁狭窄仍然存在，病变未见明显改善，胶囊嵌顿在原处；图 B 和 C 中系膜缘渗出略为改善；图 D 中可见胶囊嵌顿处近端出现了一过性肠套叠

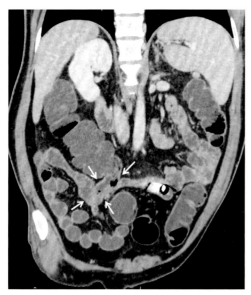

图 31-4 2017 年 7 月 CTE 图像冠状位重建图像中可见末端回肠与病变回肠之间形成 " ＋ " 字形交叉，可能存在肠道扭转

外科意见

2017 年 2 月 14 日，行多学科讨论认为患者胶囊内镜嵌顿长达 4 年余，需要行外科手术取出，然而患者肠道炎症较重，处于活动期，手术后肠瘘风险较高，另外患者存在骨质疏松，暂不宜予以激素治疗，而 AZA 效果欠佳，因此建议先予以他克莫司控制肠道炎症，再择期手术。2 月 15 日起，予以他克莫司 3mg bid 改善患者肠道炎症至 2017 年 8 月。

后续随访

第 1 次手术——小肠扭转复位＋胶囊胃镜取出。术后诊断：克罗恩病，胶囊胃镜嵌顿。术中见胶囊胃镜位于回肠中段，原吻合口为末端回肠与升结肠。距吻合口近端 20cm 处见原手术致小肠系膜扭转（见图 31-5）。主要病变范围：小肠中断伴部分狭窄。主要病变情况：肠扭转。手术方式：①小肠扭转复位；②胶囊胃镜取出。

术后第 3 天，患者开始出现高热，体温最高达 39.8℃。血常规：WBC $12×10^9$/L，N% 89.2%。CRP 145mg/L，血沉 45mm/h。查体右下腹有局限性压痛，肌卫反跳痛不明显。CT 见术后改变，余未见明显异常。术后第 5 天，发现伤口内渗出黄色肠液样液体。

第 2 次手术——剖腹探查术＋小肠部分切除＋小肠造口。术后诊断：末端回肠坏死。术中见小肠吻合口远端小肠数处局段性坏死（见图 31-6），直径为 3cm×2cm、2cm×2cm 不等，腹腔内见黄色浑浊液体（约 200mL），探查其余小肠结肠未见明显异常。手术方式：①剖腹探查术；②小肠部分切除；③小肠造口。

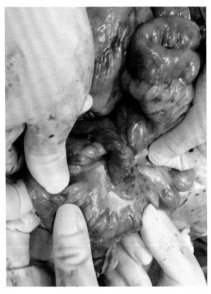

图 31-5 第 1 次手术小肠扭转复位加胶囊胃镜取出，距吻合口近端 20cm 处见原手术致小肠系膜扭转

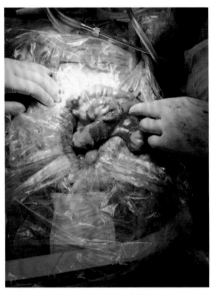

图 31-6 第 2 次手术为剖腹探查术＋小肠部分切除＋小肠造口。术中小肠吻合口远端小肠数处局段性坏死

手术后病理读片

隐窝及上皮炎性损伤，未见隐窝脓肿，黏膜及黏膜下大量淋巴滤泡增生，黏膜假息肉形成，无明显裂隙状溃疡及非干酪样肉芽肿（见图 31-7）。

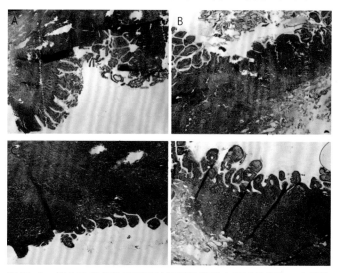

图 31-7　第 1 次手术后病理读片显示隐窝及上皮炎性损伤，未见隐窝脓肿（图 A 和图 B），黏膜及黏膜下大量淋巴滤泡增生，黏膜假息肉形成（图 C 和图 D），无明显裂隙状溃疡及非干酪样肉芽肿

总　结

克罗恩病的患病率以青壮年阶段最高。按一般规律，该年龄段是一生中生命力最旺盛、愈合能力最强的阶段，但克罗恩病患者由于长期慢性消耗、炎症活动、感染及药物不良作用等，如忽视术前准备和手术时机的选择，术后并发症的发生率高于其他良性疾病。术后腹腔感染性并发症（intra-abdominal septic complications，IASCs）为最常见的术后并发症，其定义为术后 1 个月内并发的腹腔脓肿、肠吻合口瘘、肠外瘘及内瘘。IASCs 是导致手术失败或术后短期内再手术的主要原因。国外研究显示，克罗恩病术后 IASCs 的发生率为 5%～20%。国内目前还没有大宗的多中心统计数据。新近的一项单中心临床研究显示，在强化术前营养支持及控制感染的前提下，IASCs 的发生率为 5.73%。克罗恩病患者的手术应尽量避免急诊进行，而采取择期手术，术前充分筛查手术并发症的危险因素，并通过各种措施加以消除，有利于提高手术的

安全性。如果没有充分的时间进行围手术期处理，则宜采用肠造口术，慎行肠切除一期吻合术。

参考文献

[1] Gklavas A, Poulaki A, Dellaportas D, et al. Risk factors for postoperative complications after elective ileocolic resection for Crohn's disease: a retrospective study[J]. Ann Gastroenterol, 2020, 33(6): 645-655.

[2] Sampietro GM, Colombo F, Frontali A, et al. Strictureplasties performed by laparoscopic approach for complicated Crohn's disease. A prospective, observational, cohort study[J]. Dig Liver Dis, 2021, 53(10):1286-1293.

上海交通大学医学院附属仁济医院

沈　骏

Case 32

早期克罗恩病病例多学科讨论

患者，男性，24岁，无特殊不适主诉，因工作单位体检2018年6月于我院行胃肠镜检查。否认腹痛、反酸、嗳气、恶心、呕吐、腹泻、黑便、血便等不适。胃纳可，睡眠情况良好。患者否认慢性病、传染病等既往史。

查体：神清，体形消瘦，皮肤、巩膜无黄染，无皮下结节及红斑，全身浅表淋巴结未及肿大。颈软，甲状腺无肿大；两肺未闻及啰音；心界无扩大，各瓣膜听诊区未闻及杂音；腹软，肝脾肋下未及，全腹部无压痛及反跳痛，肝区叩击痛阴性，移动性浊音阴性，双下肢无浮肿，肛周检查阴性。

检查结果：血常规、肝肾功能、肿瘤指标、粪常规均未见异常。呼气试验阴性。胃镜提示：胃底数条黏膜呈竹节样外观，十二指肠球部数条黏膜呈结节样隆起（见图32-1）。于胃底活检后病理提示：中等量浆细胞、淋巴细胞及少量嗜酸性粒细胞浸润（见图32-2）。结肠镜提示：末端回肠淋巴滤泡增生，结肠未见明显异常（见图32-3）。

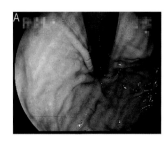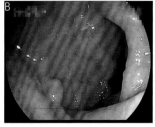

图32-1 胃镜图像。图A：胃底数条黏膜呈竹节样外观；图B：十二指肠球部数条黏膜呈结节样隆起

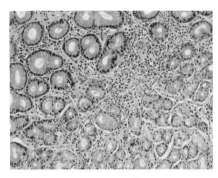

图 32-2　胃组织病理学表现：中等量浆细胞、淋巴细胞及少量嗜酸性粒细胞浸润，Hp 阴性（HE，×20）

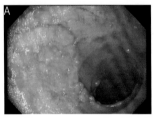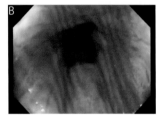

图 32-3　结肠镜图像。图 A：末端回肠可见少量淋巴滤泡增生；图 B：肛管未见异常

病理科意见

常规胃炎表现，无法提示克罗恩病，无任何克罗恩病特征性表现。

放射科意见

进一步行小肠CT示：空回交界与回肠节段性增厚，部分肠腔变窄，部分肠壁分层强化，考虑克罗恩病可能（见图 32-4）。小肠镜提示：回肠纵行溃疡伴铺路石征形成（见图 32-5）。回肠组织病理提示：大量浆细胞、淋巴细胞及嗜酸性粒细胞浸润（见图 32-6）。

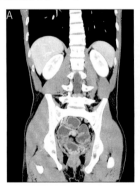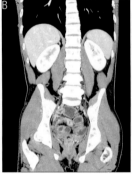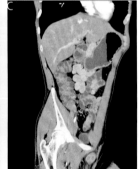

图 32-4　小肠 CT 图像。图 A 和图 B：回肠节段性增厚，部分肠腔变窄，部分肠壁分层强化；图 C：示空回交界节段性增厚

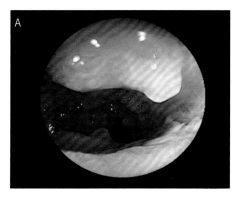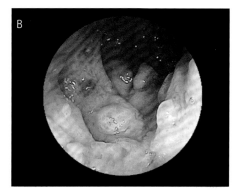

图 32-5　小肠镜图像。图 A：回肠下段可见纵行溃疡伴铺路石征；图 B：回肠下段可见肉芽肿组织增生，肠腔狭窄

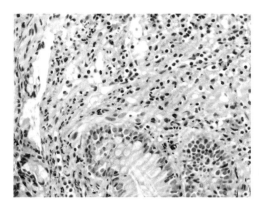

图 32-6　回肠组织病理学表现：大量浆细胞、淋巴细胞及嗜酸性粒细胞浸润（HE，×40）

后续随访

　　结合内镜、影像、病理检查结果，该患者诊断为克罗恩病（$A_2L_1 + L_4B_1$），给予英夫利昔单抗（5mg/kg）联合硫唑嘌呤（50mg/d）治疗近 1 年后，患者体重增长 3kg。复查小肠镜提示：回肠下段纵行溃疡消失，有少量假息肉形成（见图 32-7）。综上考虑，认为患者经联合治疗有效，达到黏膜愈合。

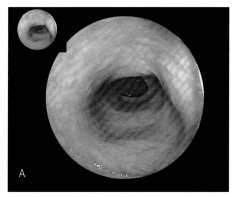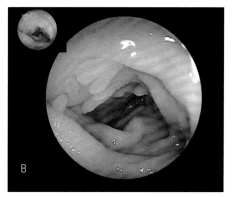

图 32-7　小肠镜图像。图 A：回肠下段纵行溃疡消失；图 B：回肠下段可见少量假息肉形成

总　结

　　克罗恩病（Crohn's disease，CD）是一种生物学行为呈破坏性的慢性全消化道均可受累的炎症性疾病。早期诊断并实施早期治疗，对改善预后和维持肠道功能具有重要意义。临床上，患者往往在出现各种相关症状（如腹痛、肛瘘、消瘦等）后才就诊；而部分患者初诊时已处于肠道并发症期，如已发生肠道梗阻、穿孔、脓肿等。因而，如何将诊断窗口提前，甚至能在无症状人群中检出克罗恩病，是当前临床工作的难点和重点。既往认为对于有炎症性肠病（inflammatory bowel disease，IBD）家族史的高危人群，无论有无消化道症状，均应密切关注有无罹患炎症性肠病的可能性；而对于普通人群，则可通过检测血清标记物（如核周型抗中性粒细胞胞浆抗体、抗酿酒酵母抗体等）进行疾病筛查。那么，临床中是否还存在对无症状克罗恩病具有提示意义的其他征象呢？

　　本病例为年轻患者，并无任何既往史和临床症状，仅因体检行胃肠镜检查发现上消化道中存在两处特殊的内镜表现——胃底竹节样改变和十二指肠球部结节样增生，从而引起警觉。究竟什么是竹节样改变和结节样增生？它们对克罗恩病又具有怎样的诊断价值？竹节样改变（bamboo joint-like appearance）和结节样增生（protruded lesion）均为克罗恩病累及上消化道的内镜表现。结节样增生好发于十二指肠球部与胃窦处，表现为同一区域的数条结节样增生同时发生，在十二指肠球部处可逐渐导致肠腔狭窄形成，是引起上消化道梗阻的重要原因。竹节样改变好发于胃底和胃体。近年来，有研究认为竹节样改变对克罗恩病诊断具有较大的价值。Tanabe等在研究中指出竹节样改变对诊断克罗恩病的敏感性为30.5%～56.9%，而特异性高达98%。在另一项研究中，Normura等也指出胃底竹节样改变高度提示克罗恩病，并可能成为克罗恩病潜在的生物学标记物。因患者胃镜检查时同时发现两处符合克罗恩病的上消化道内镜表现，组织病理学也提示中等量炎症细胞浸润，故高度怀疑克罗恩病的可能。众所周知，孤立性上消化道克罗恩病是较为罕见的；存在上消化道表现的克罗恩病患者往往同时也伴随着小肠和（或）结肠病变。该患者在进一步检查中被确诊为小肠克罗恩病，并接受早期积极治疗。

　　目前认为，克罗恩病累及上消化道并非罕见。除上述提及的竹节样改变和结节样增生外，上消化道克罗恩病的其他内镜表现包括溃疡、瘘管、十二指肠凹陷性改变、狭窄等。作者团队研究（尚未发表）表明，上消化道克罗恩病最常见的上消化道累及部位依次为胃、十二指肠和食管；而内镜表现依次为溃疡、结节样增生、竹节样改变、狭窄、瘘管。其中，溃疡是上消化道累及最常见的内镜表现，溃疡形态各异，可表现为阿弗他溃疡、深大溃疡或霜斑样溃疡，但未见典型肠道中的纵行溃疡表现形式。少数溃疡可引起消化道狭窄，主要发生于幽门和十二指肠球部。而瘘管、十二指肠凹陷性改变、狭窄则相对少见，但具有高度特异性。

　　胃镜表现究竟是否会早于克罗恩病症状出现？2016年，Horjus等在研究中回答了这个问题。研究指出，克罗恩病患者初诊时即可发生较高比例的上消化道累及，而这些上消化道受累的患者并非都存在相应症状。由此，我们认为根据胃镜表现，可能可以诊断无症状克罗恩病。通过对本病例的学习，我们了解到：克罗恩病（尤其小肠型克罗恩病）在疾病早期的临床症状是较为隐匿的；而小肠检查也并非临床常规的体检项目。通过常规胃镜检查，识别竹节样改变等具有克罗恩病标记特性的内镜表现，能在早期有效诊断克罗恩病，从而改变患者的预后。

参考文献

[1]　Matsuura H, Yasuhara H. Crohn's disease: bamboo joint-like appearance[J]. QJM-INT J MED, 2017, 110(12): 845.

[2]　Pimentel AM, Rocha R, Santana GO. Crohn's disease of esophagus, stomach and duodenum[J]. World J Gastrointest Pharmacol Ther, 2019, 10(2): 35-49.

上海交通大学医学院附属瑞金医院
顾于蓓

Case 33
溃疡性结肠炎结直肠切除术后难治性腹泻病例多学科讨论

患者，女性，54岁，因"结肠切除术后4年，腹泻3年"于2019年11月入院。

患者既往有脊髓灰质炎病史，于2014年12月（49岁）诊断为溃疡性结肠炎（广泛结肠型，重度活动）；因激素抵抗且合并巨细胞病毒感染，于2015年2月行结肠次全切除、回肠造口术，术后病理符合溃疡性结肠炎，回肠黏膜无异常。术后造瘘口排便基本正常，体重稳定。于2016年1月行直肠切除＋回肠J形储袋-肛管吻合术（ileal pouch-anal anastomosis，IPAA）、回肠造口术。术后1个月，恢复饮食后造瘘口排便量逐渐增加，每日约3000～4000mL水样便。2016年5月，因"低血容量性休克、电解质及酸碱紊乱、急性肾损伤"入院。便检可见大量白细胞，粪便病原学培养阴性，难辨梭菌毒素阴性，予以经验性抗感染治疗无效，考虑合并肾上腺皮质功能不全，予以氢化可的松50mg iv q6h，造瘘口排量减少。进一步完善内镜检查，显示胃、十二指肠、近造瘘口处末段回肠、回肠储袋的黏膜外观大致正常，病理显示黏膜呈急性及慢性炎，可见小肠绒毛钝缩、杯状细胞减少、隐窝炎。诊断"结肠切除术后小肠炎"，更换为口服剂型激素后，便量再次达到每日1500～2000mL，于2016年8月行回肠造口还纳术。术后激素逐渐减量，加用硫唑嘌呤50mg qd（2018年6月，因肝功能异常停药），便量渐减少至1000mL/d以下。2018年3月，随访内镜检查所见十二指肠、末段回肠黏膜外观正常，病理提示绒毛萎缩、隐窝炎和固有层炎症恢复。2019年11月，患者再次出现大量水样泻（2000～3000mL/d），发生低血容量性休克，再次入院。粪便病原学检查均呈阴性，内镜所见十二指肠、回肠和回肠储袋黏膜弥漫性绒毛萎缩（见图 33-1），黏膜活检病理示小肠黏膜绒毛钝缩，可见凋亡小体，杯状细胞及潘氏细胞减少（见图 33-2）。考虑自身免疫性小肠炎，予以甲强龙 60mg iv qd，用药 1 周后，便量减少，加用他克莫司 3mg qd（目标血药浓度为 3 ～ 10ng/mL），患者便量减少至 500mL/d，激素逐渐减停。此外，患者于 2015 年 1 月起出现 GGT 轻度升高，此后相继出现 ALT、AST、ALP、胆红素水平轻度异常，经筛查未发现病毒感染、药物、酒精、脂肪肝等因素，MRCP 未见异常，血清 AMA-M2 阳性。综合考虑，诊断为原发性胆汁性胆管炎，加用熊去氧胆酸口服。

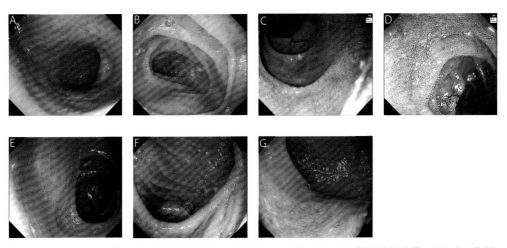

图 33-1　2019 年 11 月，患者腹泻再发时的内镜下表现。胃镜显示十二指肠球部（图 A）和十二指肠降部（图 B 和图 C）黏膜弥漫性绒毛萎缩；结肠镜显示回肠（图 D 和图 E）和回肠储袋（图 F 和图 G）黏膜弥漫性绒毛萎缩

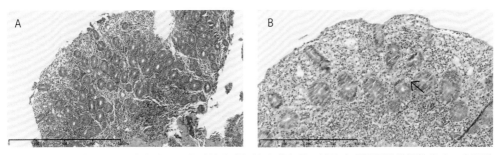

图 33-2　2019 年 11 月，患者腹泻再发时的黏膜活检病理表现。活检病理提示黏膜慢性炎症，小肠黏膜绒毛钝缩，杯状细胞及潘氏细胞减少（图 A），可见凋亡小体（图 B，箭头）

病理科意见

患者 2015 年 2 月结肠次全切除术的全结肠组织病理提示结肠壁显急性及慢性炎，可见多灶溃疡形成，溃疡处黏膜缺失伴肉芽组织形成，溃疡局限于黏膜及黏膜下层，黏膜下层血管扩张充血，溃疡周围肠黏膜腺体萎缩，可见隐窝脓肿形成，结合病史符合溃疡性结肠炎的诊断。2016 年，内镜黏膜活检病理提示十二指肠、回肠末段黏膜显急性及慢性炎，可见隐窝炎，部分绒毛钝缩，杯状细胞减少，未见凋亡小体。2019 年，内镜黏膜活检病理除仍可见小肠黏膜绒毛钝缩及杯状细胞减少外，新见凋亡小体、潘氏细胞减少，形态倾向于自身免疫性肠病。

影像科意见

患者病程前期的腹盆增强CT可见直肠、乙状结肠、降结肠、横结肠、升结肠肠壁增厚伴强化，可符合溃疡性结肠炎的表现。2016 年 7 月，腹盆增强CT提示右侧肠造瘘术后改变，术区肠壁增厚，分层样强化；直肠术后改变，术区肠壁稍增厚，周围脂肪间隙模糊，局部肠腔扩张伴积液。2019 年 12 月，腹盆平扫CT可见腹盆腔内肠管扩张。整体印象符合溃疡性结肠炎的诊断及多次手术后改变。影像学未见小肠肠壁增厚、强化等炎症表现。

外科意见

患者起病时为重度全结肠型溃疡性结肠炎，存在激素抵抗、巨细胞病毒感染，内科保守治疗无效，具有外科手术治疗的指征。因患者有保留肛门排便功能的意愿，故行三期IPAA手术。溃疡性结肠炎患者处于肠道炎症重度活动期，营养状况欠佳，应用系统性免疫抑制药物时进行分期IPAA手术可以减少术后吻合口瘘等并发症的发生。因此，先行保留性结肠切除术和回肠造口术，二期行J形储袋成形术，三期造口还纳。本例患者二期术后造瘘口排量显著增加，出现低血容量表现。上述情况如出现于术后近期（1 个月内），则需考虑合并感染、小肠造口位置过高、肠道通过时间快等因素。但本例的情况出现于术后

1 个月后，更倾向于自身免疫性因素相关。为恢复肠道菌群微环境，积极行还纳手术，术后患者的腹泻症状得到缓解。2019 年 11 月，患者再发腹泻，结合病史考虑与小肠吸收功能相关，激素及免疫抑制剂治疗有效，进一步支持自身免疫性小肠炎的诊断。现暂无外科进一步处理指征，建议内科继续积极治疗。

总　结

　　自身免疫性小肠炎的主要临床特点是对去麦胶饮食无效的顽固性腹泻，病理学特征包括小肠绒毛钝缩、凋亡小体和隐窝上皮内淋巴细胞浸润，杯状细胞和潘氏细胞的缺失也为支持点。成人自身免疫性小肠炎的病因尚不明确。此病患者具有异质性的临床表现，大多数报道的成年病例与其他的自身免疫性疾病具有关联性，包括 1 型糖尿病、类风湿关节炎、自身免疫性甲状腺炎、自身免疫性肝炎和常见变异性免疫缺陷病，这表明似乎存在潜在的免疫失调机制介导了疾病的发生。此外，一些药物也可以诱导小肠黏膜出现自身免疫性小肠炎样的炎症，如伊匹单抗（Ipilimumab，抗 CTLA-4 单抗）、纳武利尤单抗（Nivolumab，抗 PD-1 单抗）、帕博利珠单抗（Pembrolizumab，抗 PD-1 单抗）、艾代拉里斯（Idelalisib，磷脂酰肌醇 -3- 激酶 δ 抑制剂）、奥美沙坦等。本例患者具有自身免疫性小肠炎较典型的临床表现和病理学特征，同时也没有发现可能导致小肠绒毛钝缩和黏膜炎症的其他疾病的证据，因此自身免疫性小肠炎诊断基本明确。另外，尽管因未行肝穿刺活检导致原发性胆汁性胆管炎的诊断缺少病理支持，但 AMA-M2 对原发性胆汁性胆管炎诊断的敏感性和特异性均可达 90% ～ 95%，因此仍考虑患者合并原发性胆汁性胆管炎的可能性大。该患者在病程中虽多次出现类似的水样泻症状，但其几次的内镜下表现、病理学特征却不尽相同，整体病情呈现在反复迁延中缓慢进展的趋势。最终的病理证实，该患者在溃疡性结肠炎术后又出现了自身免疫性小肠炎这一少见疾病，其潜在的发病机制尚不清楚，我们推测可能与结肠切除术后的细菌移位触发了免疫失调相关，而原发性胆汁性胆管炎也可能与此过程中出现免疫介导的胆管损伤相关。尽管目前并没有足够的证据能够解释其发病机制，但本病例仍然可以为溃疡性结肠炎患者的长程管理带来启发。溃疡性结肠炎作为一种与自身免疫相关的疾病，在治疗过程中需要关注结直肠以外器官的免疫相关合并症，而手术也是一种可能的疾病触发因素，结直肠切除术对于溃疡性结肠炎患者也并非总是一劳永逸，对此类患者的持续随访对于疾病的早期识别和综合治疗具有重要作用。

参考文献

[1] Umetsu SE, Brown I, Langner C, et al. Autoimmune enteropathies[J]. Virchows Arch, 2018, 472(1): 55-66.

[2] Leuschner U. Primary biliary cirrhosis—presentation and diagnosis[J]. Clinics in Liver Disease, 2003, 7(4): 741-758.

北京协和医院

周青杨　李　玥

Case 34

药物相关性肠黏膜损伤病例多学科讨论

病史简介

患者女性，45 岁，主因"上腹痛伴便血半月"于我院消化科第 1 次住院诊治。

现病史：患者于入院前半月无明显诱因出现上腹痛，为阵发性绞痛，无放射痛，与饮食、排便无关；伴便血，共 5～6 次，呈暗红色或鲜红色，每次量约 50mL，糊状或稀水样；无恶心、呕吐，无呕血，无发热、寒战、黄疸，无头晕、心悸、乏力。就诊于外院。血常规：WBC $9.58×10^9$/L（↑），NEUT% 71.9%，HGB 135g/L。全腹CT 显示：升结肠结构不规则，肠管管径增粗，考虑升结肠病变，回肠末段、盲肠、升结肠、横结肠及降结肠肠壁肿胀，相邻脂肪毛糙。于外院诊断为"腹痛便血待查，升结肠肿物"，予以禁食禁水、抗感染、静脉营养治疗，患者腹痛、便血症状逐渐消失。行肠镜显示：（回盲瓣对侧）可见一半球形新生物凸起，表面黏膜糜烂，可见分泌物，活检质韧，出血少；（横结肠及乙状结肠，距肛门 35cm 处）可见节段性片状不规则黏膜红肿，溃烂；余所见结直肠黏膜正常，血管清晰，肠腔内无血迹。病理检查显示：（回盲瓣对侧）检材见大量炎性渗出物及出血坏死组织，灶性腺体不典型增生。为明确诊断，患者转入我院消化科。

自发病以来，患者精神可，饮食欠佳，排尿如常，体重无显著变化。

既往史：银屑病病史 5 年余，自入院前 4 月余始服用"丹青胶囊" 4 粒 tid。

查体：T 36.5℃，P 85 次／分钟，R 12 次／分钟，BP 119/68mmHg；神清语利，自主体位，周身皮肤散在皮疹，脱屑；全身浅表淋巴结无肿大。无睑结膜苍白，无巩膜黄染；心肺（－）；腹壁柔软，无压痛、反跳痛及肌卫，肝脾肋下未触及，未及腹部包块，移动性浊音（－）；双下肢无水肿。

入院诊断

下消化道出血原因待查。

缺血性肠炎？回盲部肿物？

诊治经过

入院后完善检查，血常规未见异常；便常规＋潜血：褐色，软便，潜血（＋）；大便培养无异常发现；凝血功能（－）；CRP 0.31mg/dL；血沉 28mm/h；风湿抗体：ANA 1 : 100 斑点型，抗 SSA（＋），抗 Ro-52（＋）；ANCA（－）；抗心磷脂抗体（－）；免疫全项（包括 IgG4）（－）；肿瘤全项、结核抗体、游离甲功（－）；巨细胞病毒 IgM 抗体（－）；抗 EB 病毒早期抗原 IgM 抗体、抗 EB 病毒衣壳抗原 IgM 抗体（－）。

全腹强化 CT＋CTA（发病后 20 天）：肠系膜血管 CTA 未见确切异常；末段回肠肠壁厚，黏膜下水肿、少量渗出，考虑炎症性病变。

超声肠镜（发病后 20 天，第 2 次肠镜）（见图 34-1）：回肠末段黏膜光滑，色泽正常；回盲瓣对侧见一大小约为 1.2cm×2cm 的溃疡，覆白苔，周围黏膜平坦，发红。超声所见：溃疡处黏膜层和黏膜下层增厚，分层不清，固有肌层完整；回盲部黏膜散在浅表糜烂，发红。

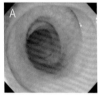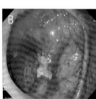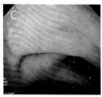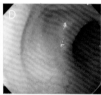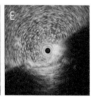

图 34-1　第二次肠镜所见。图 A：升结肠；图 B：回盲瓣对侧；图 C：回盲瓣；图 D：回肠末端；图 E：小探头超声内镜

病理（见图 34-2）：（回盲瓣对侧）黏膜慢性炎症伴急性炎症反应及溃疡形成，部分腺体轻度非典型增生；局部肉芽组织内可见散在分布核大细胞，免疫组化染色示该类细胞呈 CK、CEA 阴性，CD31 部分阳性，结果支持该类细胞为成纤维细胞和血管内皮细胞。

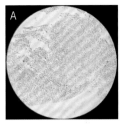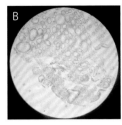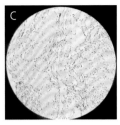

图 34-2 第一次 MDT 病理。图 A：黏膜慢性炎症伴急性炎反应及溃疡形成，隐窝结构改变，部分腺体轻度非典型增生，局部黏膜上皮黏液分泌减少（×100）；图 B：显示溃疡底部的肉芽组织内散在急、慢性炎淋巴细胞、浆细胞及少许嗜酸性粒细胞细胞浸润（×200）；图 C：显示溃疡深部组织胶原化（×200）

第 1 次多学科讨论

▶ 消化科意见

该患者为中年女性，急性发病，以腹痛、便血为主要症状，经治疗，症状缓解较快，肠镜显示病变累及回盲部、乙状结肠、横结肠，病变呈节段性，最初回盲部假瘤形成，伴横结肠和乙状结肠黏膜充血、水肿、糜烂；20 天后，假瘤处形成溃疡，累及黏膜层和黏膜下层。鉴别诊断要考虑以下几个方面。①感染性腹泻：该患者急性起病，表现为腹痛、腹泻、便血，首先应排查是否为感染性腹泻，但该患者无发热，便常规镜检以红细胞为主，未见白细胞，且人便培养不支持该诊断。②银屑病：患者既往有银屑病病史，是否会因银屑病引起消化道黏膜受累？有文献报道，银屑病患者中，60%存在胃肠吸收不良，6%存在乳糜泻，21%存在肠道细菌过度繁殖；在无腹部症状的银屑病关节炎患者中，40%结肠黏膜充血发红，活检发现存在显微结构的改变，包括小灶性浆细胞和淋巴细胞浸润、活动性炎症、腺体萎缩等。但该患者有银屑病病史 5 年，近 20 天出现肠道症状，从病程上不支持该诊断。③炎症性肠病：无论从病程、临床症状、对治疗的反应，还是肠镜演变过程、超声内镜表现、病理表现，均不支持炎症性肠病的诊断。④缺血性肠炎：该患者急性起病，腹痛，便血，经治疗症状消失快，直肠无受累，故该诊断不能除外。

▶ 影像科意见

末段回肠肠壁厚，黏膜下水肿、少量渗出（见图 34-3），考虑炎症性病变，但不具有典型炎症性肠病的表现。肠系膜血管CTA显示：腹主动脉、腹腔干、肠系膜上、下动脉管径未见异常，对比剂充盈良好，暂不考虑缺血性肠病。

▶ **病理科意见**

镜下表现：黏膜慢性炎症伴急性炎症反应及溃疡形成，隐窝结构改变，部分腺体轻度非典型增生，未见隐窝炎及隐窝脓肿，局部黏膜上皮黏液分泌减少，间质散在嗜酸性粒细胞浸润，溃疡底部胶原化。

▶ **分析**

肠黏膜病变形态与炎症性肠病有重叠，但缺乏溃疡性结肠炎中隐窝炎及隐窝脓肿、缺乏克罗恩病中部连续病变分布及肉芽肿表现，结合临床病程较短，不除外药物性肠炎。

入院后，予以美沙拉秦、康复新

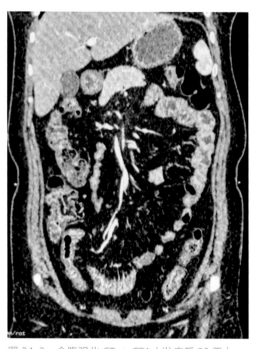

图 34-3 全腹强化 CT + CTA（发病后 20 天）

液、复方嗜酸乳杆菌治疗，患者无不适，要求出院。

患者出院 1 个月后，再次出现血便，共 10 余次，每次量约 10 ~ 50mL；伴下腹胀痛，呕吐 1 次，呕吐物为胃内容物，量不多；无发热、心悸、头晕、乏力。考虑为"回盲部溃疡出血"，第 2 次入院。入院后，予以禁食、禁水、对症治疗、静脉营养支持后，第 2 天便血、腹痛消失。

第 3 次肠镜（发病 2 个月后）（见图 34-4）：回肠末段未见异常，盲肠黏膜轻度充血，距肛门 30cm 附近可见数片黏膜充血，血管网紊乱，所见直肠黏膜正常，血管清晰。病理：（结肠，30cm）黏膜慢性炎症。

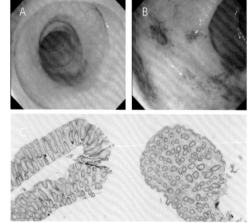

图 34-4 第 3 次肠镜所见。图 A：升结肠；图 B：30cm；图 C：30cm 黏膜病理切片

第 2 次多学科讨论

▶消化科意见

患者第 1 次出院后规律口服美沙拉秦、复方嗜酸乳杆菌治疗，因再次出现腹痛、便血入院，追问发现患者近日有再次服用"丹青胶囊"，需警惕药物导致的缺血性肠炎。丹青胶囊由青黛、紫草、黄芩等成分组成，具有清热凉血、养血活血、祛风止痒的功效，用于治疗寻常型银屑病。查阅文献显示，青黛可致缺血性肠黏膜损伤。文献报道患者服用含青黛的中药治疗，服药至发病的时间为 2 天～ 7 个月，临床表现为腹部绞痛伴腹泻、鲜血便；肠镜下病变多累及乙状结肠及降结肠；部分病例累及全结肠，病变节段性分布，均有黏膜充血水肿；部分病例伴散在糜烂、纵行浅溃疡；病理为非特异性炎症；急性期为炎症细胞浸润，黏膜及黏膜下水肿，糜烂或浅表溃疡；慢性期可见腺体退行性变，腺体破坏，灶状出血，溃疡趋于愈合，肉芽组织形成。本病预后良好，文献显示停药后仅有 1 例复发。

▶病理科意见

再次活检显示肠黏膜结构尚规则，间质散在少许淋巴细胞、浆细胞浸润，提示原病变愈合、肠黏膜趋于正常。患者本次活检病理结果与临床表现不一致，不除外活检部位并非是病变最严重的部位。

▶ 分析

该患者出院后继续予以美沙拉秦、复方嗜酸乳杆菌治疗，并嘱患者停用"丹青胶囊"。患者腹痛、便血未再发作。

第 4 次肠镜（发病后 8 个多月）（见图 34-5A ～ C）：所见结直肠黏膜光滑，血管纹理清楚，色泽正常；病理：（原溃疡处）黏膜慢性炎症，腺体轻度非典型增生（见图 34-5D）。

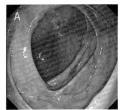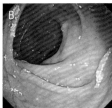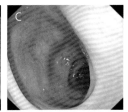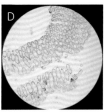

图 34-5　第 4 次肠镜所见。图 A：回盲瓣；图 B：升结肠近端；图 C：升结肠远端；图 D：第二次 MDT 所见病理，黏膜隐窝结构规则，固有层内少许淋巴细胞、浆细胞浸润（×100）

最终诊断

药物相关性肠黏膜损伤。

总 结

药物相关性肠黏膜损伤多为排除性诊断，一般基于停药后相关症状消失，再用药后症状复发，做出排除性诊断。常见症状有腹泻或便秘，恶心、呕吐，腹痛，严重者可出现血便、肠穿孔，病变可累及消化道任何部分，组织病理学常无特征性表现，易被忽视。药物性损伤模式会与多种疾病模式类似或重叠，如炎症性肠病、缺血性肠炎、显微镜性肠炎、感染性肠炎等，需要注意鉴别诊断。

参考文献

[1] 索宝军，周丽雅，丁士刚，等.青黛相关缺血性结肠黏膜损伤的内镜及临床特点分析[J].中华内科杂志，2011，50（8）：646-649.

[2] 张莉，段丽萍，杨卫红，等.含青黛成分中药导致便血的临床特点及可能致病机制[J].胃肠病学和肝脏病学杂志，2004，13（2）：161-164.

[3] Marginean EC. The ever-changing landscape of drug-induced injury of the lower gastrointestinal tract[J]. Arch Pathol Lab Med, 2016, 140(8): 748-758.

[4] Ojetti V, De Simone C, Aguilar Sanchez J, et al. Malabsorption in psoriatic patients: cause or consequence?[J]. Scand J Gastroenterol, 2006, 41(11): 1267-1271.

天津医科大学总医院肠病管家肠安IBD团队

俞清翔（消化科） 赵 新（影像科）

宋文静（病理科） 曹晓沧（消化科）

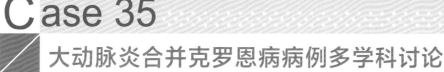

Case 35
大动脉炎合并克罗恩病病例多学科讨论

消化科病史汇报

患者，男性，23 岁。2019 年 6 月 27 日入院。

主诉"间断腹泻 4 个月，低热 1 个月"。

现病史如下。

4 个月前，患者无明显诱因出现腹泻，每日排稀便约 5 次，间断排黏液脓血便。

2 个月前，患者自觉症状加重，就诊于外院。完善肠镜示：回肠末端可见点状糜烂，升结肠、横结肠、降结肠有多处大小不等的溃疡，溃疡为节段性分布，大部分呈环形分布，部分呈纵行分布。病理提示黏膜组织可见炎症细胞浸润，黏膜下见淋巴组织增生明显。患者服用美沙拉秦 4g/d，未觉症状好转。

1 个月前，患者无明显诱因出现发热，体温最高为 38℃，无盗汗，就诊于北京某医院。行肠镜检查提示：回盲部肿胀，可见糜烂，盲肠及结肠可见多发散在糜烂及溃疡，横结肠多发片状溃疡，周围黏膜呈堤坝样隆起。病理提示：活动性慢性炎伴灶性隐窝脓肿形成。特殊检查：结核 PCR 阴性；CMV 免疫组化阴性；EBER 阴性。外院彩超：双侧颈总动脉管壁弥漫性增厚，多发性大动脉炎可能。外院 CTA 提示：肠系膜上动脉管壁环形增厚，炎性病变可能；结肠局部肠壁增厚。外院考虑"克罗恩病可能性大"，继续予以美沙拉秦治疗。患者用药后未觉症状好转，遂来我科。患者病来无头晕、头痛，无胸闷、气短，无腹痛，无肢体酸痛麻木，体重下降约 10kg。

入院查体：左上臂血压 120/70mmHg，右上臂血压 130/80mmHg。脐周可闻及血管杂音。

入院后辅助检查：血常规、免疫球蛋白、CRP、肝肾功均正常；ESR 18mm/h（0～15mm/h）；ANCA（－）、抗核抗体系列（－）；T.SPOT：A抗原20单位，B抗原2单位。肺CT未见异常。

2019年7月1日，我院小肠CTE（见图35-1）：①横结肠及结肠肝、脾曲轻度水肿增厚；②肠系膜上动脉近段壁增厚，管腔狭窄，直径约4mm，注意动脉炎。

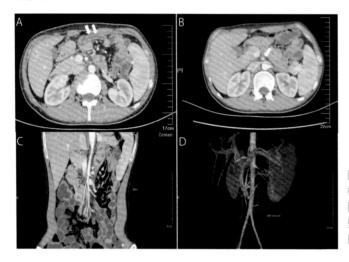

图35-1　2019年7月1日CTE检查。图A：横结肠水肿增厚；图B～图D：肠系膜上动脉近段壁增厚，管腔狭窄（SMA：肠系膜上动脉）

2019年7月4日，我院颈动脉增强CT（见图35-2和图35-3）：左锁骨下动脉及双侧颈总动脉管壁增厚。

2019年7月8日，我院肠镜（见图35-4）：进镜抵达回肠末端5cm，所见回肠黏膜光滑，全结肠可见黏膜充血、水肿，血管纹理不清，散在黏膜糜烂、溃疡及出血点，横结肠、降结肠病变较重。病理提示：（横结肠）慢性炎症，重度活动，局灶见溃疡形成；（降结肠）慢性炎症，局灶黏膜有出血，黏膜及黏膜下见微小肉芽肿。

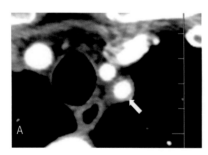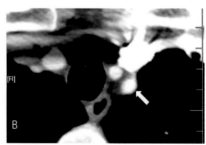

图35-2　颈动脉增强CT。图A：（2019年7月4日）左锁骨下动脉管壁增厚；图B：治疗1个月后（2019年8月13日），左锁骨下动脉管壁增厚较前缓解

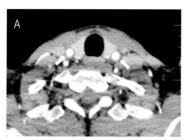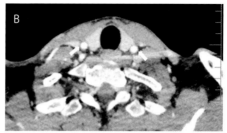

图 35-3　颈动脉增强 CT。图 A:（2019 年 7 月 4 日）双侧颈总动脉管壁增厚；图 B: 治疗 1 个月后（2019 年 8 月 13 日），双侧颈总动脉管壁增厚较前略缓解

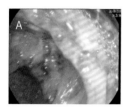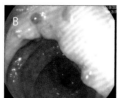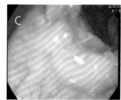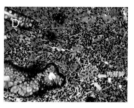

图 35-4　2019 年 7 月 8 日检查。图 A～图 C: 结肠镜检查。图 D: 病理检查（箭头: 微小肉芽肿）

病理科意见

该患者病理表现为慢性炎症，局灶见溃疡形成，黏膜及黏膜下可见 2 个微小肉芽肿，考虑存在克罗恩病。

影像科意见

该患者肠系膜上动脉管壁明显增厚，管腔狭窄，直径约 4mm，无血管代偿变化（无侧支循环出现），故考虑血管改变为急性期改变。该患者同时存在左锁骨下动脉及双侧颈总动脉管壁增厚，不除外大动脉炎。

风湿免疫科意见

患者因腹泻、低热、肠道多发溃疡入院。查体：脐周可闻及血管杂音。外院及我院相关检查提示肠系膜上动脉管壁明显增厚，左锁骨下动脉及双侧颈总动脉管壁弥漫性增厚。综合以上表现，患者目前不能除外大动脉炎。白塞病亦可表现为消化道溃疡及血管炎改变，但该患者无口腔溃疡及外阴溃疡的典型白塞病表现，故白塞病诊断证据不足，可予以激素试验性治疗。1 个月后，复查腹部、颈部血管，进一步明确大动脉炎的诊断。

消化内科汇总意见

该患者多处动脉管壁增厚，且可闻及明显的腹部血管杂音，结合多学科会诊意见，考虑大动脉炎可能性大。该患者腹泻，体重下降，肠道多发溃疡呈节段性分布，病理可见肉芽肿，故克罗恩病诊断也可成立。但该患者的肠道溃疡是大动脉炎本身继发所致还是大动脉炎合并克罗恩病所致，仍无法明确。治疗上，大动脉炎和克罗恩病虽然是两种不同的疾病，但激素治疗均有效，故可予以激素试验性治疗。予以甲强龙 40mg/d，静脉点滴 3 天之后改为强的松 40mg/d 口服，然后每月减 5mg，减到 10mg/d 时长期维持口服；治疗 1 个月后，加用硫唑嘌呤 50mg/d 口服，后逐渐加至 100mg/d 长期维持口服。

后续随访

该患者腹泻症状明显缓解，无发热。多次复查结肠镜（见图 35-5 ~ 图 35-7）可见肠道溃疡愈合良好。全腹增强 CT（见图 35-8）可见肠系膜上动脉近段狭窄及管壁增厚较前有所缓解；横结肠及结肠肝、脾曲水肿增厚较前缓解。颈动脉增强 CT（见图 35-8）可见左锁骨下动脉及双侧颈总动脉管壁增厚较前缓解。

最终诊断

大动脉炎合并克罗恩病。

诊断依据

该患者存在明显腹部血管杂音，肠系膜上动脉、左锁骨下动脉、双侧颈总动脉管壁增厚，随访观察应用糖皮质激素治疗后血管病变明显改善，故大动脉炎诊断明确。该患者有腹泻症状，肠道多发溃疡呈节段性分布，病理找到非干酪性肉芽肿，克罗恩病诊断也可成立。

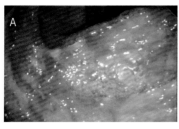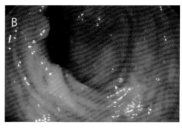

图 35-5　治疗 1 个月后复查肠镜提示：距肛门 30cm 至升结肠可见黏膜充血、水肿，血管纹理不清，散在黏膜糜烂、浅溃疡，局部可见黏膜增生不平

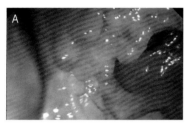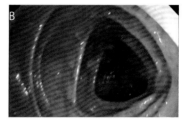

图 35-6　治疗 3 个半月后复查肠镜提示。图 A：距肛门 35cm 至回盲部结肠黏膜充血水肿稍重，可见散在数处溃疡瘢痕，局部黏膜纠集，全结肠散在假息肉形成；图 B：距肛门 35cm 以下见黏膜充血、水肿，散在糜烂，其余大肠黏膜光滑、色泽正常，血管纹路清晰

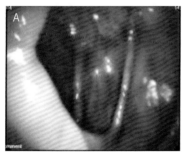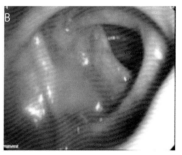

图 35-7　治疗 1 年后复查肠镜提示。图 A：距肛门 35cm 至回盲部结肠黏膜可见散在数处溃疡瘢痕，局部黏膜纠集，全结肠散在假息肉形成；图 B：其余大肠黏膜光滑、色泽正常，血管纹路清晰

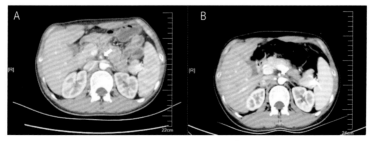

图 35-8　腹部增强 CT。图 A：（2019 年 7 月 1 日）肠系膜上动脉近段壁增厚，管腔狭窄；图 B：治疗 1 个月后（2019 年 8 月 13 日），肠系膜上动脉近段狭窄及管壁增厚较前有所缓解

总 结

本病例按 2018 年美国风湿病学会大动脉炎（Takayasu's arteritis，TA）诊断标准，满足准入条件（年龄＜60 岁，有血管炎影像学证据）后，在分类标准中存在动脉杂音、3 支动脉受累（左锁骨下动脉、双侧颈总动脉、肠系膜上动脉），存在成对分支动脉血管炎（双侧颈总动脉），存在腹主动脉受累（累及肠系膜上动脉），故可明确诊断大动脉炎。

大动脉炎本身可引起肠道受累，导致杜氏病等肠道血管畸形、显微镜下结肠炎、缺血性肠病等。结合本病例，首先需除外大动脉炎导致肠道缺血。有文献总结发现，大动脉炎相关肠道缺血主要为急性缺血，表现为急性腹痛、便血；本例患者无腹痛等急性缺血表现，且镜下为全结肠病变，存在直肠溃疡，不符合缺血性肠病的特点。

大动脉炎可与炎症性肠病合并存在。文献报道，大动脉炎患者合并炎症性肠病的发病率约为 6%，大动脉炎患者合并克罗恩病的发病率约为 9%；而在炎症性肠病合并血管炎的类型中，最常见的是合并大动脉炎。大动脉炎合并炎症性肠病患者的特点为女性比例高；大动脉炎主要为Ⅰ型；炎症性肠病多先于大动脉炎发生，从炎症性肠病至发生大动脉炎的间隔约为 4 年；从大动脉炎至发生炎症性肠病的间隔约为 7.5 年。大动脉炎合并炎症性肠病患者在血管炎发作时，炎症性肠病通常并不活跃，首诊时内镜表现无特异性，不典型，可呈现为不连续的阿弗他样溃疡、黏膜粗糙、局部黏膜炎症或糜烂，经随访观察最终才诊断炎症性肠病。故结合本病例特点，考虑诊断为大动脉炎合并克罗恩病。

炎症性肠病合并大动脉炎时，初始肠镜表现不典型，应综合分析多方面资料，注意可能存在的血管病变；当大动脉炎合并肠道溃疡时，应注意合并存在 IBD 的可能性，并做出正确的诊治和随访。

参考文献

[1] Akiyama S, Fujii T, Matsuoka K, et al. Endoscopic features and genetic background of inflammatory bowel disease complicated with Takayasuarteritis[J]. J Gastroenterol Hepatol, 2017, 32(5): 1011-1017.

[2] Sy A, Khalidi N, Dehghan N, et al. Vasculitis in patients with inflammatory bowel diseases: a study of 32 patients and systematic review of the literature[J]. Semin Arthritis Rheum, 2016, 45(4): 475-482.

[3] Seyahi E. Takayasu arteritis: an update[J]. Curr Opin Rheumatol, 2017, 29: 51-56.

中国医科大学附属盛京医院

张亚杰（消化科）　田　丰（消化科）

舒　红（病理科）　高玉颖（影像科）

张晓莉（风湿免疫科）

Case 36
步履维艰的反复腹泻病例多学科讨论

患者，女性，36岁，主诉"间断腹泻6年，双下肢破溃且行走困难2年，胸前肿痛2周"，于2018年11月收入西京医院消化内科。既往有输血史。

现病史：患者于2012年4月无明显诱因出现腹泻，大便约3～4次/天，为淡黄色糊状便，无黏液脓血。我院结肠镜检查：横结肠中段肠管狭窄，进镜困难，横结肠可见广泛黏膜充血糜烂；病理示：黏膜慢性炎。自行间断服用中药1年余。2013年11月，腹泻同时偶可见暗红色血便，约5～6次/天。遂于我院再次行结肠镜检查：横结肠中段可见长段狭窄性病变，超细肠镜可通过，插镜至回肠末段，回肠末端至横结肠可见充血、糜烂，病变部位肠管呈铅管样，内镜通过有阻力，结肠袋消失；结肠镜诊断：溃疡性结肠炎？病理示：（升结肠、回肠末段）黏膜慢性活动性炎。给予醋酸泼尼松片30mg/d，腹泻好转，3个月后减停。之后服用美沙拉秦缓释片4g/d；约半年后，因腹泻控制欠理想自行停药，继续间断服用中药1年余。

2015年6月，我院经口小肠镜检查示：空肠中下段局部黏膜粗糙，散在灰白色黏膜隆起；病理示：（空肠中下段）黏膜慢性炎。经肛小肠镜（见图36-1）：回肠末端可见散在片状黏膜充血糜烂，回盲部至距肛门35cm肠道弥漫性炎症，黏膜充血糜烂，横结肠节段性狭窄，距肛门35cm以下黏膜大致正常。病理示：（回肠末端）黏膜重度慢性炎急性活动伴溃疡形成，局部腺体反应性异型；（升结肠）黏膜重度慢性炎急性活动伴溃疡形成，局部淋巴组织明显增生，免疫组化表明为反应性淋巴细胞增生；（直肠）黏膜慢性炎伴糜烂。嘱出院后口服布地奈德半年，腹泻无明显改善。2015年11月，再次口服醋酸泼尼松片40mg/d，腹泻逐渐缓解后减量，于 2016 年 3 月停服，继续给予硫唑嘌呤 50mg/d，1 个月后因骨髓抑制而停用，未再服用治疗肠病的相关药物，患者间断腹泻。

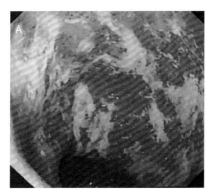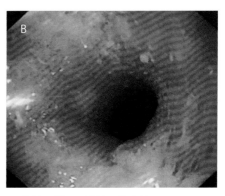

图 36-1　结肠镜检查（2015 年）。图 A：回肠末端；图 B：横结肠狭窄处

2018 年 4 月，我院复查结肠镜（见图 36-2）：进镜至距肛门约 70cm 肠腔狭窄，以下至距肛门约 30cm 弥漫性炎症，充血水肿，多发糜烂溃疡；降结肠呈铺路石样改变，肠管呈铅管样改变。

2018 年 5 月下旬，患者出现双膝关节及右足内、外踝处红肿疼痛，破溃流脓，影响正常站立及行走，于外院骨科住院。2018 年 6 月 21 日右踝关节MRI平扫：内后方软组织影增厚，层次不清，考虑炎症，感染？2018 年 7 月 11 日骨扫描：胸骨柄局部、骶尾骨局部骨质代谢活跃，右足局部骨质代谢活跃，建议动态观察。2018 年 7 月 11 日右足组织病理：小块皮肤重度慢性炎伴表浅坏死，肉芽组

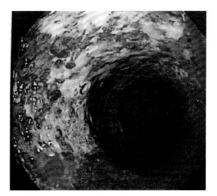

图 36-2　结肠镜检查（2018 年）。示横结肠病变较重处

织形成及表皮局限性假上皮瘤样增生。骨科予以切开换药治疗，1 月余好转。

2018 年 8 月，患者无明显诱因再次出现便中带血，约 5～6 次/天，且胸骨前方出现明显隆起，局部红肿、疼痛；右膝关节肿痛；双下肢站立后皮肤充血发紫，双足胀痛，行走受限，右足踝处红肿热痛；无发热，无口腔溃疡，无肛周疾病，无眼部不适。为进一步治疗，就诊于我科。

此次发病 3 个月来，患者精神、体力差，体重减轻约 10kg，目前体重 42kg，

身高 156cm，BMI 17.3kg/m²。查体：营养不良，贫血面容，消瘦体型。心肺未闻及明显异常；全腹无压痛，无反跳痛；无肌紧张。胸部正中可见一大小约9cm×9cm的隆起（见图36-3），局部红肿，触痛阳性。左膝盖外侧可见一片状陈旧性瘢痕，右踝内侧可见大小约 2cm×2cm 的隆起（见图36-4），表面红肿触痛，右踝外侧可见皮肤溃烂愈合后瘢痕。辅助检查：血常规WBC 6.74×10⁹/L，RBC 3.15×10¹²/L，HGB 71g/L，PLT 359×10⁹/L；白蛋白 29.8g/L；血凝：PT 15.1 秒，D-二聚体 1890μg/L；CRP 98mg/L，ESR 85mm/h；白细胞介素-6 89.2pg/mL，降钙素原定量 0.064ng/mL；乙肝、丙肝、HIV 抗体阴性；CMV-IgG 阳性，EBV-衣壳抗体IgG 阳性，EBV-核抗体IgG 阳性，T-SPOT.TB 阴性；大便：潜血阳性，转铁蛋白阳性，艰难梭菌毒素检测阴性；HLA-B27、自身抗体、ANCA 阴性。胸壁隆起处及全身浅表淋巴结B超：胸壁正中皮下图像所见考虑炎性改变并脓肿形成，范围约为5.0cm×6.5cm；左侧颈部有少许肿大淋巴结；双侧腋窝、腹股沟、右侧颈部未见明显肿大淋巴结。右侧膝关节超声：右膝关节腔积液，测最大前后径约为1.9cm，滑膜增生，考虑关节滑膜炎。

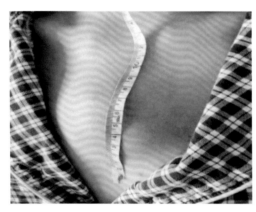 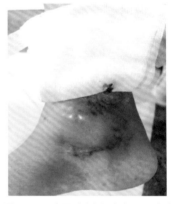

图 36-3　胸骨前方脓肿（2018 年）　　图 36-4　右踝内侧脓肿（2018 年）

病理科意见

1.回顾既往多次结肠镜及小肠镜的病理，均提示回肠末端、升结肠等部位黏膜重度慢性炎急性活动伴溃疡形成，局部腺体反应性异型。未见明确肿瘤性证据，未见肉芽肿性病变，未见淋巴组织异常增生，未见血管炎相关改变。

2.会诊 2018 年 7 月右足内、外踝处组织病理，提示皮肤组织慢性化脓性炎，内见片状幼稚细胞浸润，进一步免疫组化检查示：Vim（＋），CD31（＋），

S-100灶（＋），CD34（＋），SMA血管（＋），β-catenin血管内皮（＋），CK（－），EMA（－），BCL-2（－），Des（－），Caldesmon（－），CD68（－），Ki67（＋）25%。符合急性化脓性炎，未见肿瘤性证据，未见肉芽肿性病变，未见淋巴组织异常增生，未见血管炎相关改变。

影像科意见

我院肠道双源CT示：①升结肠、横结肠、降结肠、回肠、阑尾肠壁增厚，肠腔狭窄，周围渗出，提示炎性改变；横结肠内小息肉。②胸骨下方皮下类圆形以囊性为主的结节灶，结合临床符合皮下脓肿。③右肺上叶前段毛玻璃结节灶；为明确肺部结节灶的性质，进一步行肺部三维重建CT：右肺上叶尖段磨玻璃结节，直径约为1.2cm，考虑早期肺腺癌。

患者双下肢站立后充血发紫，进一步行双下肢静脉CT成像：①左小腿胫后静脉、胫前静脉、腓静脉的下段均未显影（闭塞）。②右小腿胫前静脉、腓静脉闭塞，右胫后静脉走行区可见3支属支相互交通。

外科意见

1.患者多次内镜提示横结肠节段性狭窄，但患者未出现肠梗阻，影像学及病理均未提示恶性肿瘤，亦无消化道大出血，暂时无须手术治疗。

2.右肺上叶肺腺癌，直径较小，待肠道情况稳定后，可择期于胸外科行手术切除病灶。

确定诊断

1.溃疡性结肠炎（慢性复发型、广泛结肠、重度、活动期），倒灌性回肠末端炎。

2.坏疽性脓皮病（胸壁正中、膝关节、足部）。

3.双小腿部分静脉闭塞。

4.右肺上叶尖段早期腺癌。

治 疗

1.基础支持治疗，予以输注红细胞、人血白蛋白等，及营养支持治疗。

2.给予头孢噻肟钠他唑巴坦钠抗感染治疗 2 周。

3.超声引导下，行经皮胸壁脓肿穿刺抽液术，抽出脓血混合物 20mL，检验提示：红细胞 1＋，脓球 1＋；细菌培养阴性；超声引导下，行右踝内侧脓肿抽液术，抽出脓血混合物 5mL，次日再次红肿，遂行局部切开引流术；分泌物细菌培养阴性。

4.服用美沙拉秦缓释片、美沙拉秦缓释颗粒后，腹痛加重，大便次数增多，患者不能耐受；遂给予柳氮磺胺吡啶片 4g/d，腹痛、腹泻有所改善；后续给予甲氨蝶呤，每周 20mg，肌肉注射。

5.避免久站，穿弹力袜，服用迈之灵片，改善双小腿静脉闭塞。

后续随访

2 周后，患者胸部正中包块完全消肿；右膝关节肿痛明显好转（测最大前后径，约为 0.8cm）；右足踝脓肿明显消肿。出院 2 个月后，患者于胸外科行右肺上叶切除术。术后病理：右肺上叶原位腺癌，局部具有微浸润趋势，癌组织未侵及胸膜，淋巴结清扫 10 枚均未见转移癌。给予甲氨蝶呤，每周 20mg，肌肉注射，1 年。患者大便 2 ～ 3 次/日，偶带少许鲜血。

总 结

患者肠道病变为节段性，病变局部肠管呈连续性改变，少见直乙状结肠豁免，且出现倒灌性回肠末端炎、横结肠狭窄，诊断仍考虑为溃疡性结肠炎。溃疡性结肠炎可合并多种肠外表现，但以胸骨脓肿、足部脓肿起病的实属少见，且出现双膝关节积液变形，双小腿部分血管亦受累及闭塞。患者曾接受多种药物治疗，包括 5-氨基水杨酸、醋酸泼尼松片、布地奈德、硫唑嘌呤、甲氨蝶呤等，病情控制欠理想，且合并肠外表现，建议升阶梯治疗；但因有肺癌病史，患者不同意使用抗肿瘤坏死因子-α治疗。可考虑使用其他作用机制的生物制剂治疗，如维得利珠单抗等。

参考文献

[1] Harbord M, Annese V, Vavricka SR, et al. The first European evidence-based consensus on extra-intestinal manifestations in inflammatory bowel disease[J]. J Crohns Colitis, 2016, 10(3) : 239-254.

[2] Magro F, Gionchetti P, Eliakim R, et al. Third European evidence-based consensus on diagnosis and management of ulcerative colitis. Part 1: definitions，diagnosis, extra-intestinal manifestations, pregnancy, cancer surveillance, surgery, and ileo-anal pouch disorders[J]. J Crohns Colitis, 2017, 11(6): 649-670.

空军军医大学第一附属医院西京医院

刘真真　　张玉洁　梁　洁